James Buck

Paramédicos especializados inserem drenos torácicos em ambiente perigoso

AF524400

James Buck

Paramédicos especializados inserem drenos torácicos em ambiente perigoso

ScienciaScripts

Imprint
Any brand names and product names mentioned in this book are subject to trademark, brand or patent protection and are trademarks or registered trademarks of their respective holders. The use of brand names, product names, common names, trade names, product descriptions etc. even without a particular marking in this work is in no way to be construed to mean that such names may be regarded as unrestricted in respect of trademark and brand protection legislation and could thus be used by anyone.

Cover image: www.ingimage.com

This book is a translation from the original published under ISBN 978-3-659-86700-2.

Publisher:
Sciencia Scripts
is a trademark of
Dodo Books Indian Ocean Ltd. and OmniScriptum S.R.L publishing group

120 High Road, East Finchley, London, N2 9ED, United Kingdom
Str. Armeneasca 28/1, office 1, Chisinau MD-2012, Republic of Moldova, Europe
Managing Directors: Ieva Konstantinova, Victoria Ursu
info@omniscriptum.com

Printed at: see last page
ISBN: 978-620-8-56930-3

Conteúdo

Resumo

Este projeto tenta avaliar a base de provas com vista a fornecer uma justificação e um plano de implementação para a inserção de drenos torácicos iniciada por paramédicos no âmbito de tentativas prolongadas de desencarceramento e salvamento de doentes.

As Equipas de Resposta a Áreas Perigosas (HART), financiadas pelo Ministério da Saúde, são um recurso nacional, gerido em nome do Governo do Reino Unido por fundos de ambulâncias. Estas equipas prestam cuidados de saúde especializados na "zona quente" de um incidente, onde nenhum outro prestador de cuidados de saúde pode entrar. Algumas desencarcerações de doentes podem levar muitas horas a concluir e, por conseguinte, surgiu a necessidade de avaliar a base de provas para permitir que os paramédicos da HART realizem drenagens torácicas em doentes envolvidos em incidentes aos quais apenas os paramédicos da HART têm acesso, numa tentativa de aumentar a probabilidade de os doentes sobreviverem a lesões potencialmente fatais enquanto estas desencarcerações prolongadas estão a decorrer.

Serão utilizadas provas relevantes e políticas actuais para criticar e apoiar o projeto. Foram utilizadas várias ferramentas de melhoria dos serviços para analisar aspectos da proposta, incluindo o Modelo de Diagnóstico da Mudança de Nadler e Tushman, que visa avaliar a posição atual do Trust responsável pela gestão quotidiana da equipa HART dos Autores e das partes interessadas em geral. A análise do campo de forças, os seis chapéus de pensamento de De Bonos, as análises PESTLE, SWOT e das partes interessadas foram todos utilizados para ajudar o projeto. Para avaliar a posição atual da capacidade do autor do projeto para implementar este plano, foi realizada e reflectida uma análise SWOT pessoal.

O projeto segue os princípios do Instituto de Inovação e Melhoria do Serviço Nacional de Saúde (NHS Institute for Innovation and Improvement) para a melhoria da qualidade e dos serviços e o autor utiliza algumas competências existentes de uma qualificação anterior em gestão de cuidados de saúde para desenvolver esta proposta de projeto.

O autor conclui que, embora exista uma base de provas adequada para um ensaio em pequena escala do procedimento e que, se for bem sucedido, poderá ser alargado a todas as equipas HART a nível nacional. É necessário realizar um trabalho exaustivo no seio da equipa multidisciplinar expansiva (MDT) para assegurar a formação, o desenvolvimento, a recolha de dados e a análise adequados para apoiar os paramédicos que realizam o procedimento e a segurança dos doentes, para além de contribuir para uma base de provas pré-hospitalares em constante crescimento.

Capítulo 1

O autor é um paramédico que trabalha numa equipa regional de resposta a áreas perigosas para um serviço de ambulâncias do Serviço Nacional de Saúde (NHS), fornecendo tanto intervenções paramédicas tradicionais como opções de tratamento mais avançadas, tais como a administração de uma gama mais vasta de analgésicos e sedativos a doentes que anteriormente teriam sido evacuados por equipas de salvamento sem cuidados paramédicos. O HART permite que o autor utilize formação e competências adicionais para levar as competências e conhecimentos paramédicos a locais perigosos, tais como subterrâneos, estruturas colapsadas ou em altura. Devido à natureza destas operações, não são raros os tempos de extração prolongados de várias horas. Além de enfrentar os desafios "tradicionais" em relação aos cuidados de saúde para garantir que as intervenções sejam apropriadas, oportunas e eficazes (Equipa de revisão de cuidados de urgência e emergência, 2013), a publicação *Taking healthcare to the patient II* (Association of Ambulance Chief Executives, 2011) sugere que a gestão de traumas do serviço de ambulância deve ser melhorada. Embora tenham sido implementadas mudanças sob a forma de grandes redes de trauma em todo o Reino Unido, incluindo a introdução de equipas HART regionais para prestar cuidados em locais tradicionalmente inacessíveis, o autor esteve envolvido em alguns incidentes em que a atual prática paramédica atrasou a extricação e o subsequente transporte para cuidados definitivos. A utilização de um procedimento de inserção de dreno torácico pelos paramédicos do HART pode ter sido útil nestas circunstâncias. Foram efectuados avanços semelhantes nos níveis de prática paramédica do HART no que diz respeito à gestão das vias aéreas, depois de revisões locais realizadas no Authors Trust terem resultado na disponibilização de uma técnica cirúrgica das vias aéreas ao HART, que substitui a cricotirotomia com agulha. Isto foi ainda mais facilitado com o desenvolvimento de uma linha telefónica de aconselhamento dedicada e de procedimentos operacionais normalizados rigorosos para o procedimento.

Atualmente, a inserção de drenos torácicos é uma técnica que só pode ser executada por médicos com formação pré-hospitalar e, em alguns incidentes em que o autor esteve envolvido, os doentes foram tratados através da intervenção paramédica mais tradicional de uma toracocentese com agulha. Um médico do serviço de ambulâncias esteve presente em todas as ocasiões, mas não tinha a formação adequada para prestar assistência até que o doente estivesse ao nível do solo. A Unidade Nacional de Resiliência de Ambulâncias (NARU) é responsável pela gestão estratégica nacional do HART. Uma combinação de orientação e legislação da NARU relacionada a alguns processos industriais para os quais a equipe do HART é treinada determina que apenas o pessoal do HART seria permitido em alguns ambientes de trabalho de zona quente, juntamente com outros funcionários de serviços de emergência adequadamente treinados, como polícia e bombeiros especializados (NARU 2014). Exemplos práticos incluem incidentes em altura, por exemplo, uma doença ou lesão sofrida por um operador de grua de torre, incidentes envolvendo colapsos estruturais ou em espaços confinados até actos de terrorismo envolvendo situações químicas, biológicas, radiológicas, nucleares ou explosivas.

As diretrizes do Trauma Life Support pré-hospitalar (Salomone et al 2007) sugerem que os doentes devem ter um dreno torácico colocado antes de um transporte prolongado. Os autores da investigação (York et al, 1993 e Schmidt, 1998) concordam que a inserção de um dreno torácico num ambiente pré-hospitalar diminui a morbilidade, mas Alwin (2008) estabeleceu que tais técnicas realizadas num ambiente pré-hospitalar são complicadas e podem causar lesões potencialmente fatais, pelo que este tipo de intervenção deve ser reservado aos doentes com sinais óbvios de pneumotórax de tensão. Holcomb (2009) sugeriu que não havia diferença no resultado clínico em suínos entre os que foram submetidos a uma toracocentese com agulha e os que foram submetidos a um dreno torácico. Uma vez que a área de trabalho do autor é um campo de operações completamente novo no Serviço Nacional de Saúde, com os seus próprios desafios, legislação nacional e questões de governação local, esta proposta só se aplicará à unidade HART a que o autor pertence. Esta mudança na prática clínica pode aumentar a capacidade de sobrevivência dos doentes que sofreram lesões significativas e que não têm acesso a cuidados definitivos devido a factores ambientais significativos. Para além disso, esta proposta enquadra-se na estratégia de Qualidade, Inovação, Produtividade e Prevenção (QIPP) do NHS (Department of Health, 2013), melhorando os cuidados clínicos e tendo como objetivo a redução dos dias de internamento dos doentes.

Para conduzir o processo de mudança, serão utilizadas várias ferramentas de avaliação da posição e de execução. Para fundamentar e compreender melhor a razão de ser deste projeto, será utilizado o Modelo de Diagnóstico da Mudança de Nadler e Tushmann (1977), uma vez que Phillips (2003) sugere que este modelo ajuda a estabelecer uma compreensão completa da situação atual, analisando todos os aspectos que constituem uma abordagem organizacional. Além disso, Phillips sugere ainda que pode ajudar a compreender a forma como a organização pode reagir à mudança. Como o fluxo de financiamento do HART é de nível nacional, há mais partes interessadas envolvidas do que em uma mudança associada às operações gerais de ambulância no Trust. Por conseguinte, ao adotar esta visão estratégica e de "helicóptero" da situação, poderá ser mais fácil implementar uma mudança depois de estabelecida através deste modelo, onde poderá ser necessário concentrar a maior parte da energia. O modelo de diagnóstico da mudança foi completado no apêndice 1, relativo a esta proposta de melhoria do serviço. Lewin (1947) propôs a sua "análise do campo de forças". Embora Phillips (2003) a recomende como um meio de estabelecer as forças motrizes e restritivas, sugere a utilização de uma ferramenta de diagnóstico, como a de Nadler e Tushman, para estabelecer uma lista de forças que podem ser agrupadas para formar as que podem impulsionar a proposta e as que a restringirão. A principal diferença é que ela implica que a análise do campo de forças tem uma visão tática da situação com base na visão estratégica do modelo de Nadler e Tushman. A utilização conjunta destes dois modelos permite uma análise aprofundada de todos os potenciais problemas que podem ser encontrados, uma vez que Phillips (2003) salienta um efeito quase newtoniano em torno do conceito de simplesmente avançar com uma ideia sem um processo estruturado, um conceito apoiado pelo NHS Institute for innovation and improvement (2014), segundo o qual, para cada força motriz, se desenvolverá uma força de restrição igual e oposta, que, sem um planeamento e uma consideração cuidadosos, tornaria a mudança proposta numa posição fraca. Um exemplo da área de prática dos Autores é o facto de, sem uma consulta cuidadosa, os opositores à introdução de um procedimento de drenagem torácica a pessoal não médico poderem ter o poder de impedir o seu progresso. Apesar da utilização das duas ferramentas anteriormente mencionadas, o NHS Service Improvement Handbook (2010) sugere que, embora a definição do âmbito de um projeto seja benéfica, todas as partes devem ser envolvidas para que a compreensão do projeto seja colectiva. Para tal, embora o Autor tenha experiência na utilização da análise do campo de forças e do Modelo de Diagnóstico da Mudança de Nadler e Tushman, seria benéfico obter o apoio de outros utilizadores e partes interessadas que possam ter opiniões diferentes em relação às forças percepcionadas. Phillips adverte ainda para a utilização da análise do campo de forças devido ao potencial de forças subjectivas. Isto depende muito do indivíduo ou do grupo que formula a análise, por exemplo, a falta de aconselhamento especializado pode resultar em forças positivas ou negativas distorcidas. Por exemplo, pode ser benéfico consultar o Diretor Médico do Fundo para obter a sua opinião sobre as forças que podem aumentar o peso das forças de resistência ou de condução. Numa tentativa de garantir que as considerações são feitas a partir de uma variedade de ângulos, o Grupo De Bono (2014) recomenda a utilização dos "chapéus de pensamento de De Bono", identificando os seis chapéus coloridos como uma abordagem direta ao pensamento de grupo paralelo e coeso, o que é especialmente importante dado que o Manual de Melhoria dos Serviços do NHS sugere que deve ser envolvida uma gama diversificada de partes interessadas para darem as suas opiniões. O autor pretende utilizar a abordagem "Thinking hats" (Chapéus de pensamento), uma vez que permite racionalizar os pensamentos de várias disciplinas em direção a um objetivo comum (NHS Service Improvement Handbook, 2010), no caso desta proposta, a introdução do procedimento de drenagem torácica. A utilização do modelo "Thinking hats" também actua como um meio de alargar a base de conhecimentos de todos os colegas multidisciplinares relativamente ao conceito. Por outro lado, devido à forma como o Manual de Melhoria dos Serviços do NHS sugere a utilização dos chapéus de pensamento de De Bono, a necessidade de envolvimento de uma grande equipa pode ser atenuada, uma vez que este modelo funciona como um meio de propagação de ideias a partir de um ou mais indivíduos, aumentando a probabilidade de as ideias apresentadas por outros membros da MDT serem consideradas sem o seu contributo, por um grupo muito mais pequeno, reduzindo assim os custos e o tempo de implementação, permitindo uma abordagem rápida para a melhoria dos cuidados aos doentes

O modelo "planear, fazer, estudar, agir" (PDSA) será aplicado a esta proposta. A utilização desta abordagem de base científica permite que os potenciais problemas sejam assinalados numa fase inicial, permitindo a sua correção (NHS Service Improvement Handbook). Trata-se de uma ferramenta especialmente útil, uma vez que, devido à natureza desta proposta, há um grande número de partes interessadas (Anexo 12) que podem dar contributos adicionais, fundamentais para o bom funcionamento da implementação da proposta. O NHS Institute (2010) destaca um modelo adicional para a reconfiguração do sistema, designado por "série produtiva", baseado no conceito de capacitação e racionalização do pessoal. Este modelo não foi utilizado, uma vez que o modelo PDSA é simples e a série Produtiva tem as suas raízes baseadas principalmente nas operações do NHS e não no desenvolvimento de projectos. Devido à natureza da proposta, há outras partes interessadas externas envolvidas e para as quais o modelo do NHS pode não se aplicar. No entanto, o autor reconhece que esta proposta se enquadra no fluxo de trabalho nacional QIPP Productive Care, que tem por objetivo melhorar os cuidados prestados aos doentes através da produtividade.

O autor reconhece que podem existir outras influências ainda não consideradas e, por conseguinte, deve ser efectuada uma análise adicional das mesmas. O Chartered Institute for Personnel and Development (CIPD) recomenda a utilização de uma análise PESTLE, em que PESTLE significa Política, Económica, Sociológica, Tecnológica, Legal e Ambiental. O objetivo, sugerem, é ajudar na tomada de decisões estratégicas através de um processo de auditoria sobre os factores ambientais que afectam a organização e dar à organização alguma perspetiva do ambiente externo em que opera (CIPD, 2014). Ao completar esta auditoria e destacar as áreas que podem causar um desafio à implementação da proposta, podem ser desenvolvidas estratégias para superar o desafio. Por conseguinte, o autor utilizou a análise PESTLE na presente proposta devido às suas qualidades de planeamento estratégico e à sua aplicabilidade à PQT em geral. O Oxford Learning Lab (2014) recomenda que uma análise de Forças, Oportunidades, Fraquezas e Ameaças (SWOT) se siga a uma análise PESTLE, uma vez que ajuda a estabelecer as ameaças e oportunidades apresentadas por forças frequentemente externas sobre as quais a organização tem pouco ou nenhum controlo, mais uma vez, dando tempo para que sejam implementados mecanismos que ajudem a transformar as fraquezas em forças, e permitindo que as ameaças à implementação deste serviço sejam identificadas e postas em prática.

O autor tenciona utilizar esta variedade de ferramentas para ajudar no desenvolvimento e na implementação desta proposta. A utilização de um vasto leque de ferramentas é suscetível de assegurar que são considerados tantos aspectos da implementação como, quando aplicados utilizando o modelo PDSA, é introduzida uma aplicação experimentada e testada.

Capítulo 2

Para garantir uma discussão equilibrada, o autor pesquisou a literatura utilizando as bases de dados em linha acessíveis através da Biblioteca da Universidade. As bases de dados pesquisadas foram a Biblioteca Cochrane, MEDLINE, CINAL e AMED. A combinação dos resultados da MEDLINE e da CINAL resultou numa grande quantidade de resultados, uma vez que as duas bases de dados contêm um número significativo de artigos de revistas. A Biblioteca Cochrane foi utilizada porque possui uma base de dados de revisões sistemáticas e meta-análises que, segundo Trinder e Reynolds (2000), se encontram no topo da hierarquia dos cuidados de saúde baseados em provas, pelo que a utilização deste tipo de investigação na proposta pode aumentar a sua validade. Foi efectuada uma pesquisa na AMED e, embora os critérios P, I e O individuais com *ou* tenham encontrado resultados, quando estes resultados foram combinados com *AND,* não foram encontrados quaisquer resultados. Uma pesquisa da literatura nesta base de dados revelou que, embora os itens de pesquisa individuais parecessem relevantes, uma vez combinados, a investigação nesta base de dados não se relacionava com os cuidados pré-hospitalares.

Ao efetuar a pesquisa, tornou-se evidente que a grande quantidade de dados recuperados justificava um processo de pesquisa sistemático. Huang et al (2006) identificaram a população, a comparação da intervenção e o resultado (PICO) como um modelo de pesquisa que beneficia idealmente a investigação em que é necessário efetuar uma comparação, tal como uma intervenção clínica. Um modelo de pesquisa adicional sugerido por Bettany-Saltikov e Sanderson (2013) centra-se na população, questão e resultado para a realização de uma revisão sistemática. Como esta dissertação não está a avaliar a eficácia clínica de uma intervenção clínica, foi utilizada uma pesquisa PIO. Uma pesquisa PIO utilizada em conjunto com a lógica booleana permite localizar facilmente a literatura e as provas adequadas. As palavras-chave utilizadas na pesquisa booleana encontram-se no apêndice 7. Trinder e Reynolds (2000) sugerem ainda que, como uma pesquisa numa base de dados pode resultar em grandes quantidades de resultados, devem ser estabelecidos outros critérios de pesquisa em função da idade e da língua da publicação. Recomendam a utilização de dados com menos de cinco anos de idade e uma utilização cautelosa de dados entre cinco e dez anos. Como tal, o Autor estabeleceu uma janela de evidência de sete anos, com vista a aumentar esta janela caso seja estabelecida evidência inadequada, uma vez que é provável que exista literatura limitada sobre os Paramédicos que utilizam o procedimento de drenagem torácica, uma vez que este não se insere atualmente no seu âmbito de prática. O autor também autorizou a recolha de provas relacionadas com estudos em animais, uma vez que é provável que a eficácia desta intervenção possa ser avaliada em animais como os porcos, com menos considerações éticas, o que conduz a um maior número de dados. No entanto, embora isto alargue a base de provas, a transferibilidade direta pode ser reduzida.

Na opinião do autor, a qualidade da investigação utilizada na proposta é moderada a elevada. Esta opinião baseia-se numa lista hierárquica de tipos de investigação elaborada por Trinder e Reynolds (2000), que sugerem que as revisões sistemáticas e as meta-análises, os ensaios de controlo aleatórios (RCT) com resultados definitivos e não definitivos, juntamente com os estudos de coortes, se enquadram nos quatro principais tipos de literatura para trabalhos académicos. O Apêndice 11 apresenta uma justificação para a inclusão ou exclusão de determinada literatura. Há muitas peças de literatura que, apesar de serem resultados genuínos da pesquisa booleana, não são relevantes. Para reduzir este número, o operador booleano "*Not*" *(não)* poderia ter sido utilizado para eliminar citações que contivessem palavras específicas, tais como departamentos específicos num ambiente hospitalar, por exemplo, salas de operações.

Para garantir uma abordagem abrangente a esta proposta, o autor utilizou e fez referência a uma série de legislação do Reino Unido, documentos governamentais e relatórios de departamentos, tais como os publicados pelo Ministério da Saúde. Além disso, foram utilizados, sempre que necessário, documentos de consenso publicados por organismos como o Joint Royal Colleges Ambulance Liaison Committee, bem como livros de texto publicados, como o Pre hospital trauma life support, que é aprovado pelo Royal College of Surgeons.

Capítulo 3

Trabalhando numa equipa HART, o autor está bem posicionado para avaliar a probabilidade e o benefício da implementação. Finlay et al, (2007) não faz quaisquer recomendações relativamente à utilização de drenos torácicos pré-hospitalares; de facto, o único procedimento avançado que recomenda é a intubação de sequência rápida. No entanto, esta publicação é anterior à das equipas HART do NHS e, por conseguinte, não é considerada a possibilidade de dar uma resposta do NHS num ambiente frequentemente inacessível, com poucas oportunidades para a presença física de um médico. Após a análise da base de dados de estudos predominantemente retrospectivos e de coorte, é evidente o consenso de que os drenos torácicos são uma ferramenta útil, o que é apoiado pelo estudo de observação de coorte de Aylwin (2008), mas devem ser utilizados como parte de um plano de gestão contínuo. Além disso, devido ao potencial de complicações aquando da inserção do dreno, acredita-se que uma toracotomia sem a inserção da tubagem do dreno, embora com potenciais complicações semelhantes, pode ser mais fácil em ambientes de cena difíceis.

Para avaliar o grau de preparação para a mudança, o autor utilizou o modelo de diagnóstico da mudança de Nadler e Tushman para analisar o grau de preparação global, que destacou duas áreas-chave de fricção. Estas são as disposições organizacionais formais e os indivíduos. Lewis (2003) identifica ainda que, embora as disposições organizacionais formais possam ser altamente restritivas aquando da implementação da mudança, tendem a ser de natureza bastante estática, em comparação com os indivíduos que, por natureza, podem ser mais dinâmicos na aplicação do atrito. Os indivíduos podem também ser outras partes interessadas, tanto internas como externas (Lewis, 2003). Para ajudar a combater esta situação, o manual de qualidade e melhoria de serviços do NHS sugere que se efectue uma análise das partes interessadas, que pode ser encontrada no apêndice 12. Esta análise revela que só é necessário mudar 25% das partes interessadas da sua posição atual. No entanto, desses 25%, todos são partes interessadas de elevado poder e impacto, que são fundamentais para que a proposta se concretize. O NHS Handbook of quality and service improvement e Phillips (2003) sugerem que um diálogo precoce e consistente, com uma fundamentação sólida e clara, é um método para conquistar, numa fase inicial, as partes interessadas fundamentais. Além disso, a análise revelou que há pouca necessidade de continuar a envolver as equipas de gestão do Trust, uma vez que estas se encontram numa posição "neutra", em que não há necessidade de as mover em qualquer direção.

Inicialmente, pensava-se que o envolvimento com estas equipas poderia aumentar a probabilidade de alcançar os resultados do projeto. Depois de concluída a análise, é evidente que, embora a administração do Trust tenha um poder elevado, a sua participação neste projeto é baixa. É provável que, se o fluxo de financiamento do HART se situasse a nível local, a teria um poder e um impacto elevados, o que a tornaria um ator crucial. No entanto, é importante não os ignorar, uma vez que detêm um elevado poder no âmbito do Trust em que esta proposta iria funcionar. Se se opusessem, seria necessário tomar medidas para os levar a adotar, pelo menos, uma posição neutra.

As dimensões humanas, como o empenho no projeto, são destacadas no manual de qualidade e melhoria dos serviços do NHS como barreiras adicionais à mudança. Phillips (2003) sugere ainda que o empenhamento, que o NHS handbook of quality and service improvement considera como parte da análise das partes interessadas, pode fazer com que a equipa de execução do projeto concentre a sua energia em partes interessadas inadequadas, tais como as partes interessadas para as quais não é necessário o apoio total, permitindo que a energia seja concentrada noutras direcções. Para garantir que o compromisso não prejudica a implementação do projeto, foi incluído um plano de compromisso como parte da análise das partes interessadas, identificando as partes interessadas das quais é necessário um compromisso. O autor reconhece que o empenhamento não é a única dimensão humana que pode causar fricção. O manual de qualidade e melhoria de serviços do NHS será utilizado para ajudar a lidar com o grande número de dimensões humanas adicionais que podem atuar como um obstáculo à implementação da proposta.

Tendo identificado as partes interessadas através da análise das partes interessadas e utilizado o modelo de Nadler e Tushman para identificar as áreas de maior fricção, a Análise do Campo de Forças de Lewin foi implementada para destacar áreas específicas de preocupação (forças resistentes) ou aquelas que ajudarão na implementação do projeto.

Uma vantagem deste projeto é que não será necessária uma mudança de funções para implementar esta proposta. No entanto, esta proposta aumentaria a função de certos indivíduos-chave identificados na análise das partes interessadas. Isto pode causar uma força de resistência adicional que não foi diretamente considerada pela análise do campo de forças. O pessoal pode não se sentir à vontade com uma proposta tão radical de efetuar uma intervenção cirúrgica na parede torácica de um doente e, por conseguinte, pode sentir-se desconfortável com a adição desta nova competência. Comparativamente, se se tratasse de uma função completamente nova para a qual os indivíduos se candidatassem, a resistência seria menor ou mesmo reduzida.

A metodologia "Planear, Fazer, Estudar, Agir", destacada no manual do NHS sobre a melhoria da qualidade e dos serviços, será utilizada para pilotar áreas específicas desta proposta, a fim de avaliar o seu grau de preparação para a implementação. O mesmo processo de revisão será depois aplicado a todo o projeto. Isto é especialmente importante porque não existe qualquer literatura primária publicada sobre a utilização do procedimento proposto em ambientes tão exigentes como o trabalho do HART, pelo que, se esta proposta for implementada, o modelo PDSA será de grande valor quando utilizado em conjunto com um ciclo de reflexão. Esta metodologia assegurará que a organização , as partes interessadas e os clínicos individuais estão preparados para a mudança proposta.

Partindo do princípio de que todas as ferramentas são utilizadas com êxito e que é aplicado um processo de revisão contínua a um ensaio prático em pequena escala, o autor considera que a mudança pode ser implementada com êxito.

Capítulo 4

Objetivo

O objetivo deste projeto é estabelecer e avaliar uma base de dados de apoio para que os paramédicos do HART possam realizar drenagens torácicas autónomas.

Objectivos

- Estabelecer práticas de formação adequadas em conjunto com uma MDT
- Demonstrar a necessidade de um procedimento de revisão pós-incidente específico para a inserção de drenos torácicos
- Diminuição da taxa de mortalidade em caso de aprisionamento/extricação prolongada/difícil
- Reduzir os dias de hospitalização
- Aumentar as relações de trabalho com os centros/redes de traumatologia de grande envergadura do fundo e com os médicos que respondem regularmente, através da análise de casos de MDT
- Início do projeto em junho de 2014
- Desenvolver uma base de provas para a inserção autónoma de drenos torácicos por paramédicos, com vista a alargar esta competência a nível nacional a todas as equipas HART, na sequência de um processo de auditoria e revisão contínuas a concluir até junho de 2015

Capítulo 5

A intenção desta proposta de projeto é utilizar a base de provas existente para apoiar a implementação de drenos torácicos iniciados por paramédicos. Este projeto é importante, uma vez que o autor esteve envolvido numa série de incidentes em que a intervenção com drenos torácicos pode ter sido benéfica para o resultado clínico. Huber-Wager (2007) salientou que os doentes têm mais probabilidades de sobreviver com a inserção de um dreno torácico na fase pré-hospitalar do seu percurso de cuidados, o que é apoiado pelo Joint Royal Colleges Ambulance Liaison Committee, que recomenda a avaliação precoce por um médico pré-hospitalar com vista à inserção de um dreno torácico. Certas situações de salvamento HART ditarão que um médico pode não conseguir ter acesso direto a um doente durante várias horas. Além disso, existem algumas situações em que este procedimento pode tornar o salvamento mais seguro. A prática paramédica atual dita a utilização da toracocentese com agulha, que tem limitações, tal como sugerido por Lockley et al (2012) que, após uma revisão da literatura atual, descobriram que as cânulas são propensas a oclusão acidental. Esta é uma falha que Holcomb (2008) não parece ter considerado no seu ensaio de controlo aleatório cego simples em suínos contra um modelo de investigação "fora do laboratório". No entanto, sublinha a eficácia da descompressão por agulha, que é uma medida rápida e de curto prazo a ser considerada pelo paramédico responsável pelo HART enquanto considera a preparação do procedimento de drenagem torácica cirúrgica e, por conseguinte, constitui um aspeto fundamental do percurso de cuidados para ter um plano de tratamento contínuo (Alwyin, 2008). Além disso, Stevens et al (2008) efectuaram uma revisão de dados com análise estatística e concluíram que 50% das toracocenteses com agulha são susceptíveis de falhar, principalmente devido à forma e ao tamanho do doente. No entanto, este estudo é limitado, uma vez que o período de recrutamento foi limitado a doze semanas num hospital norte-americano e, apesar de os doentes recrutados terem sido admitidos através do sistema local de serviços de emergência médica, a formação e o ensino dos paramédicos diferem dos do Reino Unido, na medida em que se baseiam mais rigorosamente em protocolos e, como tal, o estudo não faz referência ao protocolo ou à metodologia de inserção, que, por si só, pode apresentar falhas. O estudo considera apenas a profundidade da inserção da cânula e não a localização específica que, devido a uma má colocação, pode fazer com que a cânula falhe, reduzindo assim a fiabilidade e a aplicabilidade dos resultados.

Em determinadas situações de salvamento complicadas, pode não ser seguro para a equipa de salvamento parar imediatamente, para permitir uma reavaliação e tratamento adicional, aumentando assim a probabilidade de deterioração do doente, mas mantendo a segurança do socorrista. A inserção correta do dreno torácico, de acordo com Huber-Wager, é vista como um excelente meio de aumentar a capacidade de sobrevivência e, por conseguinte, é um meio definitivo de fixar o tórax de um doente antes de uma extração prolongada. O seu estudo de coorte retrospetivo em grande escala analisou mais de vinte e oito mil doentes que foram admitidos a nível nacional em unidades de trauma alemãs, suíças e austríacas. As suas conclusões foram que a inserção precoce de um dreno torácico era um indicador de uma melhor capacidade de sobrevivência de um acontecimento significativo, como uma paragem cardíaca traumática, que, segundo Salamone (2007), é um acontecimento provável após um mecanismo de lesão significativo e um traumatismo torácico. A investigação de Huber-Wager é limitativa devido a dois factores principais. Em primeiro lugar, trata-se de um estudo hospitalar, que mede a eficácia dos drenos torácicos depois de o doente ter sido admitido e, em segundo lugar, trata-se de três países com sistemas de saúde ligeiramente diferentes uns dos outros, o que reduz a aplicabilidade entre si e também a do sistema do Reino Unido. No entanto, as suas conclusões são apoiadas por Aylwin et al (2008), que realizaram um estudo de coorte retrospetivo no contexto pré-hospitalar do Reino Unido e concluíram que a inserção de drenos torácicos não é um procedimento complicado, mas que tem o potencial de causar lesões potencialmente fatais e que é necessário ter cuidado neste contexto para garantir o diagnóstico correto e a colocação do tubo em circunstâncias difíceis. Este facto demonstra a importância de garantir que os programas de educação, gestão e auditoria subjacentes a esta proposta sejam sólidos.

Além disso, Cantwell (2013) estabeleceu, através da auditoria de formulários de relatório de pacientes, que um programa de educação robusto aumentou a precisão no diagnóstico e tratamento de pneumotóraxes tensionais.

O âmbito do projeto é limitado ao de um HART regional. O autor reconhece que a implementação deste novo procedimento a todos os paramédicos da Trust geraria grandes custos de implementação e custos contínuos, para além de requisitos extensivos de governação e formação. Existem quarenta e dois Paramédicos numa equipa HART, com seis de serviço, o que permite uma formação e administração deste procedimento de forma orientada e focada. Esta implementação em pequena escala permite um maior grau de controlo do projeto, tendo em conta que está para além do atual âmbito de prática dos paramédicos da Trust ou da JRCALC.

A proposta será orientada pela utilização de um mapa de processos (Apêndice 13) que pormenoriza a prática atual juntamente com as novas propostas. Na sequência de uma revisão PDSA, o autor alterou o mapa de processos proposto para simplificar o procedimento de obtenção de autorização processual. O manual de melhoria de serviços do NHS salienta que os projectos podem ser ajudados no seu desenvolvimento com a utilização desta ferramenta, uma vez que a própria ferramenta estabelece factos relativos ao percurso do doente e as mudanças, sugere, são muitas vezes feitas com base em suposições e não em factos. Além disso, defende a sua utilização, uma vez que o mapa de processos pode reduzir passos desnecessários, o que pode facilitar um processo para reduzir os estrangulamentos no processo, afectando, em última análise, a experiência do doente. Uma limitação do mapa de processos é o facto de não ter em conta a paragem do processo e quaisquer etapas adicionais daí resultantes que possam ser necessárias mas que são impossíveis de contabilizar. No caso da proposta, como discutido anteriormente, pode ser necessário que o processo seja temporariamente interrompido para a avaliação do doente ou para questões de segurança do local, pelo que estas não podem ser tidas em consideração utilizando este modelo. Um gargalo evidenciado após a conclusão do mapa do processo prende-se com a utilização do chefe de equipa para autorizar a chamada para o Consultor de Incidentes Médicos, um médico com formação específica. Num incidente particularmente difícil do ponto de vista técnico, é provável que o chefe da equipa HART esteja envolvido em várias actividades em simultâneo. Por conseguinte, foi indicada uma alteração ao mapa do processo para eliminar a exigência de que a autorização seja concedida pelo chefe da equipa, acelerando assim o tempo do processo para ajudar nos cuidados e na recuperação dos doentes.

A ética desta proposta e a sua base de provas constituem um desafio. Existem provas que sugerem que a inserção de drenos torácicos é eficaz no ambiente pré-hospitalar, mas faltam dados específicos que permitam aplicá-los diretamente ao papel do HART. Como tal, se esta proposta for levada a cabo na sua totalidade, poderá ser necessário obter a aprovação ética para o projeto-piloto proposto, tanto a nível nacional, através da Autoridade de Investigação em Saúde do NHS, como a nível local, através do Trust. Para obter a aprovação ética o mais rapidamente possível, é importante que esta proposta tenha o apoio e o suporte das principais partes interessadas, que podem ser encontradas na análise das partes interessadas no apêndice 12. Ter as principais partes interessadas "do lado de fora" permitirá que uma grande quantidade de experiência e conhecimentos especializados gere protocolos e literatura que provavelmente serão aprovados por um comité de ética na sua primeira apresentação. *High quality care for all* (2013) reconhece a importância das redes de trauma, sugerindo que contribuíram para uma redução da mortalidade de um grande número de doentes e, embora se trate de um relatório sobre cuidados de emergência gerais, demonstra a importância do envolvimento das partes interessadas ao longo de todo o processo.

O relatório de orientação política sobre os paramédicos de cuidados intensivos (PCC) (NHS Confederation, 2011) salienta um papel potencial para os PCC na integração em equipas HART para prestar cuidados clínicos cada vez mais focalizados através de procedimentos avançados, no entanto, o Authors Trust não subscreveu este programa de formação. Nos Trusts que reconhecem este papel, pode ser estabelecido um desenvolvimento de integração que reúna os conhecimentos de um PCC com formação HART para lhes dar um nível de formação e educação cada vez mais sólido para realizar este procedimento.

As provas utilizadas nesta proposta de projeto provêm de uma mistura de cuidados pré-hospitalares e hospitalares, com o autor a aplicar aspectos apropriados à sua área de prática especializada, utilizando o modelo PDSA para ajudar a testar o conceito e a desenvolver uma base de provas local para apoiar uma proposta de implementação nacional da competência e do programa de formação necessário. O programa de formação terá de ser desenvolvido em conjunto com a equipa multidisciplinar mais alargada e com as principais partes interessadas. Isto permitirá uma abordagem holística sólida para o desenvolvimento e manutenção contínua das competências.

Para garantir que este projeto é factual e, assim, facilitar a sua implementação, a consulta das principais partes interessadas será estabelecida desde o início e, em conjunto com o mapa de processos, foi desenvolvido um diagrama de Gantt, que se encontra no anexo 14. Douglass et al (2005) sugere a utilização de um diagrama de Gantt em vez de um diagrama lógico, demonstrando que um diagrama lógico apenas mostra a sequência de actividades, semelhante à de um fluxograma, enquanto um diagrama de Gantt dá uma indicação diagramática da sequência ao longo do tempo. Douglass et al defende ainda uma utilização cautelosa de um diagrama de Gantt como método único de planeamento de projectos. Defende a utilização do planeamento de eventos-chave, por vezes designado por planeamento de marcos. Esta abordagem é semelhante à utilizada por Nokles e Kelly (2007) no seu plano de gestão do projeto, que permite tratar os pormenores mais finos em vez de pormenores ligeiramente mais amplos do projeto num diagrama de Gantt. Esta abordagem é coerente com o conteúdo do diagrama de Gantt no Anexo 14, na medida em que, embora trate de elementos específicos em cada rubrica principal, os pormenores de cada sub-rubrica não são especificados. As rubricas individuais a laranja são, portanto, os "marcos" deste projeto. Por conseguinte, seria importante que o gestor do projeto fosse específico nas suas instruções ao delegar tarefas associadas a cada subtítulo e utilizasse o planeamento das etapas como medida da eficácia do desenvolvimento do projeto entre as tarefas delegadas.

O Manual de Melhoria dos Serviços do NHS sugere que uma das vantagens da análise das partes interessadas é o facto de destacar a quem a comunicação deve ser dirigida. Por exemplo, na prática, se a principal parte interessada for o pessoal das ambulâncias, do qual uma pequena minoria pode passar longos períodos de tempo numa estação de ambulâncias, poderá ser necessário um método de comunicação mais adequado do que um simples cartaz. Por outro lado, devido à forma como o HART funciona, um cartaz pode ser um método de comunicação adequado, apoiado por referências e métodos para obter informações adicionais. Com base no conceito de utilização da análise das partes interessadas como ponto de partida para as comunicações, o Manual de Melhoria dos Serviços do NHS recomenda ainda uma matriz de comunicações como forma de identificar a quem e quando as comunicações devem ser efectuadas. A matriz proposta neste manual parece muito complicada para um projeto que pode ser gerido. "*Trauma who cares?*" (2007) reconheceu a necessidade de uma abordagem multidisciplinar à gestão do trauma. Uma vez que um número tão grande de intervenientes-chave se encontram todos no mesmo edifício e/ou se reúnem regularmente já para outros assuntos, com a sua aprovação, este projeto poderia ser acrescentado ao final das reuniões existentes ou poderiam ser tomadas providências para novas reuniões enquanto todos estiverem presentes. Esta seria uma forma rentável de realizar esta proposta de projeto. Tendo isto em mente, o Autor propõe-se utilizar uma série de métodos de comunicação para envolver precocemente as partes interessadas, incluindo reuniões, tanto presenciais como por vídeo e telefone, para além de utilizar cartazes na estação HART. As áreas da intranet do Trust, com perguntas e respostas disponíveis para todo o pessoal, são atualmente utilizadas na organização com bons resultados e com um encargo financeiro mínimo, pelo que também seriam utilizadas. Dado que um grande número de partes interessadas importantes são externas ao Trust, um sítio Web externo com a necessária proteção por palavra-passe permitiria que as partes interessadas não pertencentes ao Trust se mantivessem facilmente actualizadas. A utilização de um sítio Web para apoiar a divulgação do projeto e permitir o acesso de todo o pessoal do Trust tem também um efeito indireto, na medida em que pode levar o pessoal não pertencente ao Trust a querer envolver-se no HART, aumentando assim o recrutamento e a retenção, em vez de apenas comunicar os desenvolvimentos localmente às principais partes interessadas. A utilização do planeamento das etapas como meio de apoiar a divulgação da comunicação também pode ser eficaz, ou seja, informar todas as partes interessadas quando o projeto atinge as etapas específicas, por exemplo, obter a aprovação ética ou ter desenvolvido o pacote de formação para o pessoal. Isto depende da comunicação das próprias etapas, mas pode ser facilmente conseguido através de reuniões e de uma representação esquemática no sítio Web proposto e em quadros de avisos com um diagrama de Gantt abreviado.

São necessários vários recursos para que este projeto seja um êxito. O tempo é um fator importante para todos os intervenientes, em especial para os que têm uma participação elevada e um poder elevado devido a outras funções exigentes. Estes indivíduos e organizações são fundamentais para o êxito do projeto, pelo que a forma como o seu tempo é gerido será vital. Dadas as actuais restrições financeiras, as organizações podem estar limitadas na assistência financeira que podem dar. As fontes de financiamento da NARU e do Ministério da Saúde podem ser acessíveis, mas como este projeto é novo, o financiamento para ele não terá sido considerado. Por conseguinte, a principal fonte de financiamento virá diretamente do Author's Trust. Para além dos custos de formação e reuniões do pessoal, o financiamento também teria de cobrir a aquisição de equipamento clínico que atualmente não é fornecido ao Trust, pelo que, se este projeto for levado por diante, o autor recomenda uma análise de custos completa, juntamente com a assistência do departamento de aquisições, para estabelecer a viabilidade de fornecer equipamento não normalizado, como bisturis.

O modelo PDSA será utilizado ao longo do desenvolvimento da proposta e, uma vez concretizado, para testar alterações de pequena escala para identificar tendências ou padrões que possam beneficiar de uma alteração antes da publicação e fundamentação da proposta no Trust. Devido à natureza da proposta, o recrutamento de doentes é arbitrário em virtude do tempo e da demografia dos incidentes. Como tal, para salvaguardar todas as partes interessadas, deve ser realizada uma revisão do incidente e do registo do doente com o diretor médico do Trust, o médico responsável pela autorização, o gestor da formação HART do Trust e o paramédico que realizou o procedimento para cada utilização. Na fase de doze meses, todos os dados dos doentes devem ser analisados e, sempre que possível, as partes interessadas, como o Centro de Trauma Maior, devem ser contactadas para estabelecer uma imagem completa do percurso do doente, numa tentativa de determinar se a intervenção teve algum impacto na capacidade de sobrevivência. Isto poderia ser realizado sob a forma de investigação qualitativa, uma vez que é suscetível de gerar pensamentos de profissionais que lidaram com os cuidados de um indivíduo numa fase posterior do seu percurso, em vez de dados numéricos que poderiam ser recolhidos sobre a mesma experiência do doente, um pouco mais cedo, através da monitorização de tempos como o tempo médio necessário para obter a autorização do procedimento ou as observações do doente antes e depois da realização do procedimento. Os dados seriam então aplicados utilizando a revisão PDSA para finalmente estabelecer um quadro baseado em provas para o procedimento. Uma vez que este procedimento é novo neste ambiente, não existem provas que permitam compará-lo diretamente e, por conseguinte, determinar se existe uma diferença significativa na capacidade de sobrevivência entre a inserção de um dreno torácico e a descompressão torácica com uma agulha num ambiente HART. McBurney (2004) defende que, para determinar se uma intervenção é um sucesso, deve ser medido um grupo de controlo e uma progressão deste projeto seria a utilização de outra unidade HART de ambulância no Reino Unido, que tem dados geográficos e demográficos semelhantes aos da equipa do autor.

Capítulo 6

Katz (1955) salientou que as competências de gestão de projectos podem ser divididas em três áreas. Estas são: Técnica, em que o indivíduo possui ou adquire as competências necessárias para a sua especialização. No caso do autor do projeto, as competências técnicas já existem em virtude de ter um papel operacional na equipa HART. Isto dá uma visão clara dos pormenores da necessidade do projeto, sem ter de adquirir essa experiência primeiro, aplicando *depois* uma quantidade mínima de experiência a este novo ambiente. Um exemplo disto é quando um gestor de projeto não está familiarizado com uma nova área de trabalho e, portanto, pode não ter uma compreensão completa de todos os aspectos operacionais. Ter conhecimentos técnicos pode ser visto como um ponto forte quando aplicado a uma análise SWOT, devido ao facto de acelerar um projeto por já possuir "competências técnicas". Em segundo lugar, as competências *humanas* são destacadas como sendo importantes. Uma vez que o autor não ocupa atualmente um cargo de gestão, a sua capacidade de interagir a um nível de gestão com todas as partes interessadas pode ser prejudicada. Esta é uma área em que outro colega pode ter mais experiência em virtude da sua experiência de gestão. Numa análise SWOT, trata-se de um ponto fraco. *As competências conceptuais* são a terceira área de Katz, que as descreve como a capacidade do gestor para identificar elementos de uma situação e aplicá-los ao projeto como um todo. As competências conceptuais estão ligadas às competências técnicas, uma vez que o conhecimento de uma determinada área de trabalho contribui para o progresso do projeto. Martin (2005) destaca uma quarta área, a *política,* sugerindo que, para que um sistema funcione, o gestor do projeto deve estar consciente das influências políticas, bem como utilizar a sua autoridade formal e o seu poder pessoal para fazer avançar o projeto. Uma vez que o autor não tem qualquer autoridade organizacional, esta área política insere-se na área de ameaça da análise SWOT, pois há outros membros da equipa que estão numa posição politicamente mais aceitável para fazer avançar o projeto. A análise SWOT destacou a experiência anterior do autor na gestão de projectos, nomeadamente quando um conceito foi utilizado e aprovado pelo conselho de administração do Trust após a recolha de dados e a apresentação de um relatório escrito. Isto deu ao autor a oportunidade de adquirir algumas competências em termos de consciência política, concetualização e competências humanas e de as aplicar a um projeto de gestão. Uma análise SWOT pessoal foi incluída no apêndice 15.

Foi preenchido um questionário sobre estilos de liderança (Anexo 16). Este questionário baseia-se no trabalho de Lewin (Cherry, 2014). Este destaca que o estilo de liderança atual dos Autores se situa entre dois estilos: participativo e delegativo. Lewin descreve o primeiro como sendo o mais eficaz para a maioria das situações de liderança. Lewin estabeleceu que um estilo delegativo, ou Laissesz-Faire, pode levar a uma fraca motivação e ao resultado de um projeto. Por conseguinte, seria importante para o Autor utilizar este último de forma adequada, utilizando o estilo participativo com mais regularidade para conseguir um desenvolvimento rápido do projeto. A autoavaliação foi realizada através da utilização de uma análise SWOT pessoal que destacou áreas que precisam de ser transformadas em pontos fortes ou oportunidades. Para auxiliar esta análise, foram aplicadas as três áreas de Katz, que ajudaram a compreender melhor a posição pessoal do autor. O questionário de avaliação dos estilos de liderança foi realizado para identificar se o estilo de liderança do autor era adequado para a função de gestão de projectos. Esta avaliação demonstra que o Autor tem um bom estilo de liderança para este projeto, uma vez que Lewin sugere que a liderança delegativa favorece aqueles que têm elevadas competências técnicas (Katz, 1955). Este projeto reunirá um vasto leque de indivíduos com conhecimentos técnicos que, com a orientação de uma liderança participativa, serão capazes de realizar o trabalho necessário sem os limites de um estilo de liderança autocrático.

O questionário de estilo de liderança de Lewin foi utilizado como método de autoavaliação, uma vez que Walshe e Smith (2010) sugerem que a sua natureza clássica e os conceitos amplamente utilizados, juntamente com uma análise SWOT pessoal, dão uma indicação visual da posição atual do autor. Além disso, a análise SWOT é amplamente compreendida como um meio claro de identificar áreas de desenvolvimento, permitindo que o gestor de projectos concentre o seu próprio desenvolvimento em áreas-chave que necessitam de ser reforçadas. Walsh e Smith sugerem ainda que a autoavaliação é uma ferramenta vital para um gestor de projeto que embarca num novo projeto, uma vez que tem de se adequar melhor à função para atingir os objectivos do projeto. O autor optou por não utilizar as ferramentas de avaliação da liderança do NHS devido ao número de partes interessadas não pertencentes ao NHS. Foi utilizado um modelo mais genérico de autoavaliação e desenvolvimento para garantir que as suas necessidades também são satisfeitas, juntamente com as das organizações do SNS.

A gestão do tempo é uma competência essencial que o autor utilizou durante a realização desta proposta e que pode ser diretamente transferida para a concretização do projeto. Antes de empreender este projeto, o Autor acreditava ter um bom nível de diligência e atenção aos detalhes. No entanto, após reflexão, este aspeto foi melhorado através de uma estratégia de divisão de um grande projeto em secções geríveis, ao mesmo tempo que se procedia a revisões regulares de todo o trabalho. Se o autor voltasse a concluir um projeto semelhante, a estratégia original seria alterada, dividindo o projeto ainda mais e aumentando a frequência das revisões de todo o trabalho, o que daria uma sensação de maior realização e permitiria que as omissões fossem corrigidas mais cedo.

Este projeto aumentou a base de conhecimentos do autor em dois aspectos. Em termos clínicos, a base de conhecimentos foi aumentada através da realização de uma pesquisa bibliográfica exaustiva da literatura académica , relatórios governamentais, publicações, declarações de consenso e livros de texto específicos. A segunda área em que o autor aumentou a sua base de conhecimentos é a da gestão de projectos, utilizando um guia de gestão de projectos aprovado, como o publicado pelo antigo instituto do NHS (NHS Institute, 2013). Embora a qualificação existente do Autor em gestão de cuidados de saúde abrangesse uma variedade de assuntos no domínio da gestão, não incluía a recolha ou análise de dados. Martin (2005) defende que os gestores de projectos não têm necessariamente de ser especialistas em todas as áreas do seu projeto, mas devem ter uma boa compreensão dos processos necessários. Na sequência de uma revisão do nível de formação dos Autores a partir da análise SWOT, é evidente que um programa de formação em torno da recolha e análise de dados pode ser benéfico, com base nos fundamentos do módulo "*Appraising Evidence*" da Universidade de Teesside. Seria diferente do módulo de avaliação de provas, pois permitiria aos estudantes efetuar a recolha de dados e realizar análises.

Capítulo 7

O objetivo do projeto era estabelecer e avaliar a base de provas para apoiar a melhoria das competências dos Paramédicos HART, permitindo-lhes realizar drenagens torácicas autónomas. O autor utilizou uma série de ferramentas de melhoria dos serviços para identificar a necessidade de mudança na prática paramédica, de modo a garantir que o requisito estava presente e, além disso, que todas as disciplinas da grande equipa multidisciplinar seriam envolvidas numa fase inicial. A implementação deste projeto é, sem dúvida, mais complicada devido ao número de intervenientes externos à estrutura do SNS. Isto, como o projeto deixa claro, implicaria estratégias de comunicação precoces e precisas. O autor já é qualificado em gestão de cuidados de saúde e é um paramédico HART experiente, pelo que utilizou as competências desenvolvidas no âmbito da qualificação em gestão e o conhecimento desta área de prática especializada para compreender plenamente as necessidades abrangentes da multiplicidade de partes interessadas.

Este projeto é apenas uma proposta. Tendo avaliado a base de evidências, parece haver um forte argumento para a introdução da inserção de drenos torácicos efectuada por paramédicos em algumas condições. O autor reconhece que este é um procedimento com um risco inerente. Embora, se realizado corretamente, o procedimento possa aumentar a capacidade de sobrevivência do doente, se realizado incorretamente pode ser responsável pela deterioração do doente e conduzir à morte. O projeto também salienta a necessidade de processos rigorosos de formação, educação e auditoria que exigiriam uma abordagem multidisciplinar para serem desenvolvidos, pelo que não se enquadram no âmbito deste projeto. O processo de auditoria deve ser alargado de modo a que, após cada procedimento de drenagem torácica, seja realizada uma auditoria clínica completa, juntamente com um ciclo de reflexão, para garantir uma segurança óptima do doente. A formação do pessoal deve ser integrada no processo de auditoria e deve ser criado um programa de formação formal baseado em competências, que deve ser alargado a todos os paramédicos do HART. Deve considerar-se a possibilidade de utilizar um pequeno número de paramédicos da equipa utilizando a revisão PDSA antes de toda a equipa ser alargada a quarenta e dois membros do pessoal. No entanto, isto aumenta os encargos financeiros do Trust e deve ser considerada a possibilidade de obter financiamento dos patrocinadores nacionais do HART, da Unidade Nacional de Resiliência de Ambulâncias e do Departamento de Saúde. Ao contrário da maioria das outras propostas baseadas nos cuidados de saúde, que dependem frequentemente da demografia da população e da geografia local, as treze equipas HART do Reino Unido respondem ao mesmo nível de incidentes e utilizam métodos de desencarceramento de doentes aceites a nível nacional. Por conseguinte, variáveis como os tempos de desencarceramento de doentes permanecerão semelhantes em todo o país. Isto aumenta o âmbito do projeto para um nível nacional.

Dada a atual base de evidências, o autor recomenda que esta proposta seja implementada a nível local, com um ciclo de revisão contínuo e um sistema de ensino e de recolha de dados reforçado, após um diálogo mais aprofundado com a MDT, com vista à recolha de dados. Além disso, sujeito a análise, poderá ser viável uma implementação a nível nacional em todas as equipas HART do Reino Unido.

Referências:

Association of Ambulance Chief Executives, (2011) *Taking healthcare to the patient II.* [Em linha.] Disponível em https://www.nwas.nhs.uk/media/79145/taking healthcare to the patient 2.pdf Acedido em 6/2/14.

Aylwin, Christopher, Brohi, Karim, Davies, Gareth,. Walsh, Michael. (2008) 'PreHospital and In-Hospital Thoracostomy: Indications and Complications.' *Anais do Royal College of Surgeons England.* 90 (1) 54-57. [Online] Disponível em http://www.ncbi.nlm.nih.goV/pmc/articles/PMC2216718/# ffn sectitle . Acedido em 11/2/14

Cantwell, K. Burgess, S., Patrick, I., Niggemeyer, L., Fitzgerald, M. Cameron, P., Jones, C., Pascoe, D. (2014) 'Improvement in the pre hospital recognition of tension pneumothorax: The effect of a change to paramedic guidelines and education.' *Jornal internacional de lesões de cuidados feridos.* (45) 71 -76. Elsevier. [Online] Disponível em: http://www.injuryjournal.com/article/S0020-1383(13)00289-1/ Acedido em 1/2/2014

Chartered Institute for Personnel and Development (2014) *Pestle Analysis-Resource Summary.* [Em linha] Disponível em http://www.cipd.co.uk/hr-resources/factsheets/pestle-analysis.aspx Acedido em 13/2/14.

Cherry, K. (2014) *Os Estilos de Liderança de Lewin* - Três grandes estilos de liderança. Online. Disponível em: http://psychology.about.com/od/leadership/a/leadstyles.htmm Acedido em 14/5/2014

Douglass, C., Sanderson, J., Henderson, E. (2005) *Managing service improvements* Open University. Imprensa da Universidade Aberta de Londres.

Finlay, G., Martin, I C., Carter, S., Smith, N., Weyman, D. Mason, M. (2007) National confidential enquiry into patient outcome and death Trauma-Who cares? NCEPOD, Londres.

Grã-Bretanha. Governo de Sua Majestade, (2004.) *Civil Contingencies Act.* Her Majesty's Stationary Office, Londres. [Em linha] Disponível em http://www.legislation.gov.uk/ukpga/2004/36/pdfs/ukpga 20040036 en.pdf .

Acedido em 11/2/14

Ministério da Saúde da Grã-Bretanha. (2013) *Making the NHS more efficient and less bureaucratic* [Online] Disponível em https://www.gov.uk/government/policies/making- the-nhs-more-efficient-and-less-bureaucratic . Acedido em 12/2/14.

Holcomb, J, J,. McManus, G,J. Kerr, S, T. Pusateri, E, A. (2009) 'Needle versus tube thoracotomy in a swine model of traumatic tension hemopneumothorax'. *Journal of Pre hospital Emergency Care. National Association of EMS Physicians* (13) 18-27. [Online] Disponível em: http://www.ncbi.nlm.nih.gov/pubmed/19145520 Acesso em 3/2/2014

Joint Royal Colleges Ambulance Liaison Committee, (2013) *Clinical practice guidelines 2013.* Warwick. Universidade de Warwick.

Josette Bettany-Saltikov, J., Sanderson, K. (2013) *An Introduction to Writing a Systematic Review of the Literature for Nursing Practice: Um Workshop Prático Passo a Passo.* [Online] Disponível em:

https://www.rcn.org.uk/ data/assets/pdf file/0008/318968/2010 RCN research wo rkshop 5.pdf Acedido em 15/2/14

Katz, R.L. (1955) *Skills of an effective administrator* . Harvard Business Review. janeiro - fevereiro. Pp. 33-42.

Kleber, C. Giesecke, M,T. Lindner, T. Haas, N P. Nuschmann, C, T. (2013) 'Requisito para um algoritmo estruturado em parada cardíaca após trauma grave: Epidemiologia, erros de gestão e prevenção de mortes traumáticas em Berlim. *Resuscitation* (85) 405-410 Elsevier Ireland. [Em linha] Disponível em: http://www.resuscitationjournal.com/article/S0300-9572(13)00849-6/abstracted Accessed 1/2/2014

Lewin, K. (1947) *Frontiers in group dynamics: Concept, method and reality in social science; social equilibria and social change, Human relations.* Volume 1. Volume 1. Londres. Sage Publications.

Lockey, D. J., Lyon, R. M., Davies, G.E. (2012) "Desenvolvimento de um algoritmo simples para orientar a gestão eficaz da paragem cardíaca traumática". Ressuscitação (84)

738-742. Elsevier. [online] Disponível em:

http://www.resuscitationjoumal.com/article/S0300-9572(12)00935-5/abstracted Accessed 1/2/2014

Maybauer, M. O. Geisser, W., Wolff, H., Maybauer, D. M. (2012) 'Incidence and Outcome of Tube Thoracotomy Positioning in Trauma Patients'. *Cuidados de emergência pré-hospitalar.* (16) 237 - 241. [Online] Disponível em: http://informahealthcare.com/doi/abs/10.3109/10903127.2011.615975 Acesso em 1/2/2014

Martin, V. (2005) *Managing Health and Social Care. Livro 2. Aprendizagem e desenvolvimento da gestão.* Milton Keynes. Universidade Aberta

McBurney, D.H., White T.L. (2004) *Research methods.* London. Hodder.

Mistry, N., Bleetman, A., Roberts, K, J. (2009) 'Chest decompression during the resuscitation of patient in pre hospital traumatic cardiac arrest' (Descompressão torácica durante a reanimação de um doente em paragem cardíaca traumática pré-hospitalar). *Emergency Medicine Journal* (26) 738-740. BMJ Publications [Online] Disponível em: http://emj.bmj.com/content/26/10/738.full?sid=277d153e-0cc8-4561 -aa6e- c40197ba140e Acedido em 2/2/2014

Nadler, D., Tushmann, M.L. (1977) *Persepctives of behavior.* Maidenhead. McGrawHill.

Unidade Nacional de Resiliência de Ambulâncias. (2014) *HART Programme; How do they operate?* [Em linha] Disponível em: http://naru.org.uk/naru-work-activities/naru-work-activities-capability-deliverables-hart-programme/ Acedido em 11/2/14.

National Association of EMS Physicians [Online] Disponível em: http://www.ncbi.nlm.nih.goV/pubmed/19145519 Acesso em 2/2/2014

National Health Service Institute for Innovation and improvement (2010) *The handbook of quality and service improvement tools.* Aldridge. New Audience Limited.

Instituto de Inovação e Melhoria do Serviço Nacional de Saúde (2014) *Force field analysis.* [Online] Disponível em

http://www.institute.nhs.uk/quality and service improvement tools/quality and serv ice improvement tools/force field analysis.html Acedido em 12/2/14.

NHS Institute for innovation and improvement (2013) *Qualidade e serviço*

Ferramentas de Melhoria - Guia de gestão de projectos. Em linha. Disponível em: http://www.institute.nhs.uk/quality and service improvement tools/quality and serv ice improvement tools/project management guide.html Acedido em 14/5/2013.

Nokes, S & Kelly, S. (2007). *The definitive guide to project management. O caminho mais rápido para realizar o trabalho dentro do prazo e do orçamento.* Hampshire. Ashford Colour press.

Oxford Learning Lab (2014) *PESTLE - Análise Macroambiental.* [Online] Acedido em 13/2/14 Disponível em: http://www.oxlearn.com/arg Marketing-Resources- PESTLE-Macro-Environmental-Analysis 11 31

Oxford Learning Lab (2014) *SWOT Analysis* [Online] Acedido em 13/2/14 Disponível em: http://www.oxlearn.com/arg Marketing-Resources-SWOT-Analysis 11 26

Phillips, K., Henderson, Euan,. Lewis, P. (2003.) *Managing Health and Social Care Module ii, Book iv; Managing change.* Imprensa da Universidade Aberta. Milton Keynes.

Salomone, P, Pons, P. (2007) *Pre hospital trauma life support*. Canadá. Mosby Elsevier

Schmidt, U. Stalp, M., Gerich, T., Blauth, M., Maull, KL.,Tscherne, H. (1998) 'Chest tube decompression of blunt Chest injuries by physicians in the field: effectiveness and complications. ' *The Journal of Trauma*. 44 (1) 98 - 101. [Online] Disponível em

http://web.a.ebscohost.com.ezproxy.tees.ac.uk/ehost/detail?vid=13&sid=f5b31eb6- 2769-4e33-8ec1 -

d56aeb0eb734%40sessionmgr4003&hid=4214&bdata=JnNpdGU9ZWhvc3QtbGl2ZQ%3d%3d#db=cmedm&AN=9464755 Accessed 11/2/14.

Shapey, I. M., Kumar, D. S. Roberts, K.(2012) 'Invasive and surgical procedures in pre hospital care. - What is the need? *European Journal of Trauma Emergency Surgery.* (38) 633-639. Springer-Verlag. Em linha. Disponível em:

http://link.springer.com/article/10.1007%2Fs00068-012-0207-9 Accessed 4/2/2014

Sir David Nicholson KCB CBE (2011) *O quadro operacional para o NHS em*

Inglaterra 2011 - 2012. [Em linha] Disponível em https://www.gov.uk/government/uploads/system/uploads/attachment_data/file/21618 7/dh 122736.pdf Acedido em 11/2/2014.

Stevens, R, L., Rochester, A, A. Busko, J., Blackwell, T., Schwartz, D,. Argenta, A,.

(2009) *Needle Thoracostomy for Tension Pneumothorax: Failure predicted by chest computed tomography.* (13) 14-17. Journal of Pre hospital Emergency Care.

Trinder, L. Reynolds, S. (2000) *Evidence based practice - a critical appraisal.* Oxford. Blackwell.

Equipa de revisão dos cuidados de urgência e emergência, (2013.) *Transforming urgent and emergency care services in England.* 'Cuidados de alta qualidade para todos, agora e para as gerações futuras. [em linha] Disponível em:

https://www.google.co.uk/url?sa=t&rct=j&q=&esrc=s&source=web&cd=3&cad=rja&ved=0CEkQFjAC&url=http%3A%2F%2Fwww.nhs.uk%2FNHSEngland%2Fkeogh-review%2FDocuments%2FUECR.Ph1Report.FV.pdf&ei=pVvzUtLsJ8-

QhQeczAE&usg=AFQjCNE4zSe8m2inxtvNhjVqsi1BITElKQ Acedido a 6/2/14.

Wager, S.H., Lefering, R., Qvick, M., Kay, M, V. Paffrath, T., Mutschler, W., Kanz, K. (2007)

'Outcome in 757 severe injured patients with traumatic cardiorespiratory arrest'. *Resuscitation.* (75) 276 - 285 Elsevier. (Online) Available at: http://www.ingentaconnect.com/content/rcse/arcs/2008/00000090/00000001/art00016?token=00581fa5fccb9689e3e8bd5573d257025705023766c7c40722d5520357c4e7547543c7e386f642f466f19d3f Accessed 4/2/2014.

Walsh, K., Smith, J. (2010) *Healthcare Management.* Universidade Aberta. Maidenhead. Imprensa da Universidade Aberta

Warner, K. J., Copass, M. K. Bulger, E. M. (2008) 'Paramedic use of needle thoracostomy in the pre hospital environment'. *Pre Hospital Emergency Care.* (12) 162 - 168. [Online] Disponível em:

http://informahealthcare.com/doi/abs/10.1080/10903120801907299 Accessed 31/1/2014

Xiaoli Huang, Lin, Jimmy, Demner-Fushman, Dina. (2006) *Evaluation of PICO as a knowledge representation for clinical questions.* Associação Americana de Informática Médica. [Em linha] Disponível em: http://www.ncbi.nlm.nih.gov/pmc/articles/PMC1839740/ Acedido em 15/2/14.

York, D, Dudek, L, Larson, R. Marshall, W, Dries, D, (1993) 'A comparison study of **chest tube** thoracostomy: Air medical crew and in-hospital trauma service". *Air Medical Journal.* 12 (7) 227-229. [Online] Disponível em:

http://web.a.ebscohost.com.ezproxy.tees.ac.uk/ehost/detail?vid=4&sid=f5b31eb6- 2769-4e33-8ec1 -

d56aeb0eb734%40sessionmgr4003&hid=4214&bdata=JnNpdGU9ZWhvc3QtbGl2ZQ%3d%3d#db=cmedm&AN=10128291 Accessed 11/2/14

Apêndices

Appendix 1

O modelo de diagnóstico de Nadler e Tushman para a mudança proposta.

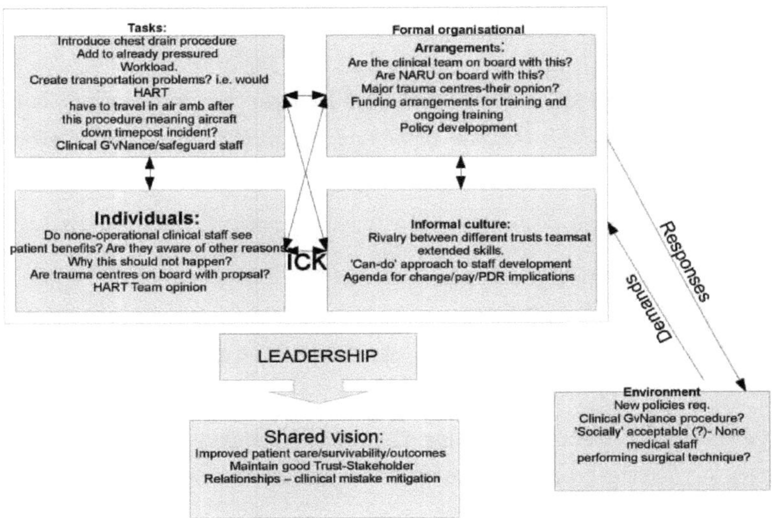

Appendix 2

Análise do campo de forças (Lewin, 1947)

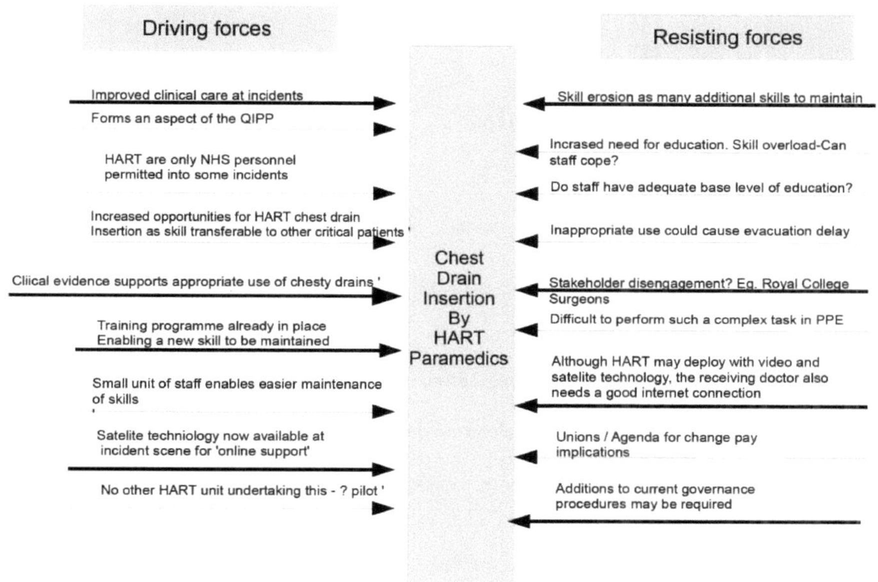

Apêndice 3

De Bonos a pensar em chapéus:

The Six Hats:

The White Hat: calls for information known or needed. "The facts, just the facts."

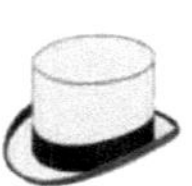

The Yellow Hat: symbolizes brightness and optimism. You can explore the positives and probe for value and benefit

The Black Hat: signifies caution and critical thinking - do not overuse! Why something may not work

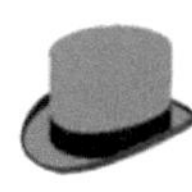

The Green Hat: focuses on creativity, possibilities, alternatives and new ideas. It is an opportunity to express new concepts and new perceptions - lateral thinking could be used here

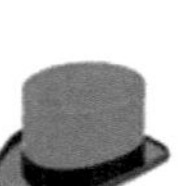

The Blue Hat: is used to manage the thinking process. It ensures that the 'Six Thinking Hats' guidelines are observed.

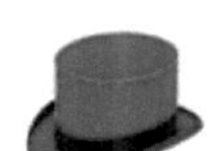

The Red Hat: signifies feelings, hunches and intuition - the place where emotions are placed without explanation

Blue Hat - Processo - que reflexão é necessária?

Análise das partes interessadas

Conseguir o envolvimento das partes interessadas

Desenvolver políticas e procedimentos

Testar o conceito utilizando o formato PDSA

White Hat - Informações conhecidas ou necessárias

A base factual para a mudança é aceite pela comunidade mais vasta de partes interessadas?

As provas actuais apoiam a inserção de drenos torácicos pelo pessoal médico - não há investigação sobre a
utilização do procedimento por pessoal não médico

Tempos de extração de doentes em incidentes ditados por forças externas significativas, como a natureza do
incidente

Tecnologia disponível para o pessoal do HART para "apoio em linha

Chapéu amarelo - Brilho/otimismo/benefícios

Aumento da capacidade de sobrevivência no local do incidente

Paciente mais estável para a extricação, o que resulta em menos paragens durante o processo de extricação

Solução a mais longo prazo em vez de uma solução temporária

Poderá ser utilizado como projeto-piloto nacional com vista à implantação do HART a nível nacional.

Pessoal já formado numa técnica cirúrgica

Black Hat - Pensamento crítico/cauções

É seguro permitir que os paramédicos efectuem este procedimento em situações de alta intensidade?

Como será gerida a atenuação dos riscos?

Será este facto suscetível de estragar a relação entre o público e a confiança?

Red Hat - Sentimentos/intuição

Excelente passo em frente para o desenvolvimento dos paramédicos

Realizado com controlos adequados, o procedimento pode ser seguro

Outras partes interessadas (Royal Colleges) podem opor-se

O pessoal pode sentir que é "um passo demasiado longe"/muitas competências para manter

Chapéu verde - Criatividade / Novas ideias

HART Paramédico inserção de dreno torácico/piloto nacional

Possibilidade de alargar o procedimento a outros serviços, como a ambulância aérea

Formar os médicos responsáveis pela resposta a utilizar o EPI HART?

Appendix 4

O ciclo Planear, Fazer, Estudar, Agir (PDSA) que o Manual de Melhoria dos Serviços do Serviço Nacional de Saúde (NHS) recomenda é utilizado para permitir que os potenciais problemas sejam tratados numa fase precoce.

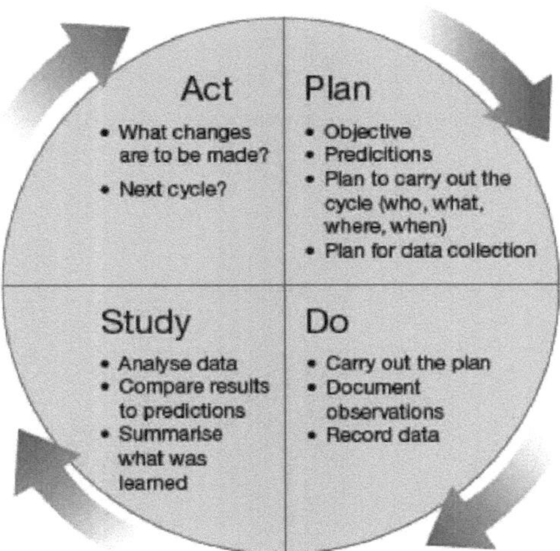

Existem quatro componentes do ciclo PDSA:

Plano: A alteração proposta que será testada.

Fazer: Executar o plano e registar dados exactos

Estudo: Identificar pontos de aprendizagem comparando dados de antes e depois

Atuar: Considerar as mudanças que podem ser necessárias e planear as fases seguintes ou implementar a mudança na totalidade

Appendix 5

Análise política, económica, sociológica, tecnológica, jurídica e ambiental (PESTLE)

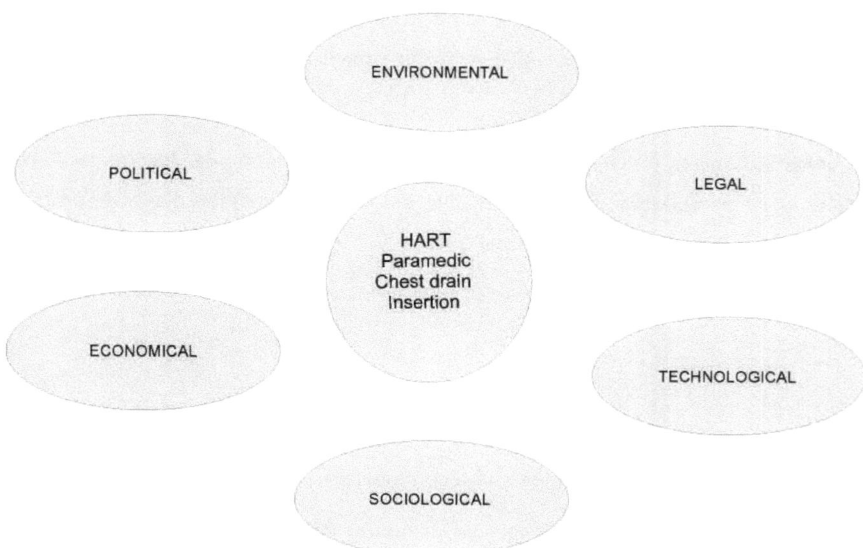

Política :

As partes interessadas, como os Royal Colleges, seriam benéficas se estivessem "do lado" e uma possível força de restrição se não estivessem

Os sindicatos podem opor-se à atribuição de competências avançadas aos paramédicos sem aumento de salário/condições

A HART é uma unidade nacional, treinada segundo normas nacionais, pelo que a ajuda mútua está prontamente disponível. Isto causará discórdia entre outras unidades HART?

Necessidade de apoio da NARU

Económico:

O HART tem estado principalmente isento de grandes restrições orçamentais para manter as competências essenciais, mas será esta uma competência essencial?

Será que a intervenção precoce com recurso a esta competência reduz ou aumenta os custos no percurso do doente? Quem suportará este custo?

Será que os Centros de Trauma Maior que recebem os drenos de tórax podem reabastecer-se de um kit de dreno de tórax, reduzindo assim os encargos financeiros das ambulâncias?

Sociológico:

Riscos de prevenção e controlo de infecções: aumento do risco de infeção devido a uma grande incisão no lado do tórax num ambiente já sujo. A técnica asséptica básica será adequada?

Tecnológicos:

O HART utiliza atualmente comunicações por satélite para a transmissão de vídeo no local. Por conseguinte, pode ser solicitada assistência médica em linha. É necessário que o destinatário disponha da tecnologia necessária "no seu local".

Procedimentos de aconselhamento telefónico já em vigor para procedimentos cirúrgicos das vias aéreas.

Legal:

Decisões informadas - o doente optaria por que este procedimento fosse efectuado por um paramédico ou por um médico se lhe fosse dada a oportunidade.

O fundo de garantia terá disposições adequadas para fazer face a acções judiciais em caso de negligência médica?

Ambiental:

A equipa HART do fundo está localizada centralmente, mas com uma grande área a cobrir - será que isto atrasa a remoção do doente quando métodos mais simples teriam sido adequados para incidentes menos complexos.

Embora os paramédicos do HART possam estar equipados com esta competência, há muitos ambientes em que seria necessário testá-la, por exemplo, um incidente em altura é diferente de um incidente com água de inundação, pelo que teriam de ser estabelecidas diretrizes relativamente à utilização adequada do procedimento.

Appendix 6

Análise dos pontos fortes, oportunidades, pontos fracos e ameaças do projeto

PONTOS FORTES	OPORTUNIDADES
Melhorar os resultados dos doentes	Desenvolver práticas de trabalho locais com médicos especialistas locais
Doente mais estável durante a extração = risco reduzido para os socorristas por não terem de parar caso surja um problema com uma descompressão por agulha	Utilizar esta iniciativa como um estudo-piloto para todas as equipas HART a nível nacional
As evidências apontam para que este procedimento seja benéfico	Desenvolver um conjunto sólido de orientações para apoiar o pessoal em
Tecnologia já disponível para ajudar na tomada de decisões	tomada de decisões que permitem a transferência inter-fiduciária mais fácil
	Desenvolver uma base sólida de provas sobre a qual desenvolver a prática paramédica

PONTOS FRACOS	AMEAÇAS
Exigiria formação específica para o pessoal	O fundo pode precisar de estabelecer uma estratégia médico-legal reforçada
Os fundos de ambulâncias têm capacidade para adquirir o equipamento necessário?	Pode não obter o apoio total dos Royal Colleges, o que torna o ambiente mais hostil para
Poderá ser necessária uma grande quantidade de trabalho com vários centros de traumatologia, uma vez que a área de confiança abrange três	desenvolver a prática
	Restrições orçamentais podem implicar a perda de competências devido à redução do transporte dedicado

Appendix 7

Seguem-se os termos de pesquisa utilizados na pesquisa das bases de dados. O autor utilizou termos de pesquisa alargados para garantir a obtenção de um amplo espetro de provas. Foram utilizadas ortografias diferentes sempre que necessário para não excluir dados apresentados por quem utiliza o inglês americano.

População	**Intervenção**	**Resultado**
Paramédico	Tubo torácico	Hospital
EMT	Drenagem do tórax	Morbidade
Técnico de Emergência Médica	Toracostomia	Mortalidade
Pré-hospitalar	Descompressão torácica	Sobrevivência
Pré-hospitalar	Descompressão por agulha	Centro de Trauma
Resgate	Toracocentese com agulha	Centro de Trauma
		Morte

Appendix 8

Critérios de inclusão

Apenas língua inglesa (inglês britânico e americano)

Literatura de 2007 >

Literatura relativa aos seres humanos e aos animais

Investigação primária (Nenhum cinzento)

Appendix 9

Resultados da pesquisa obtidos através da utilização dos termos PIO do apêndice 7 em conjunto com os critérios de inclusão do apêndice 8

Base de dados	**Número de resultados devolvidos quando combinados com "*AND*"**
AMED	0

CINAL	19
Cochrane	7
Medline	37
	Total = 63

Appendix 10

Imagens do ecrã de pesquisa do operador booleano da base de dados Cochrane

População

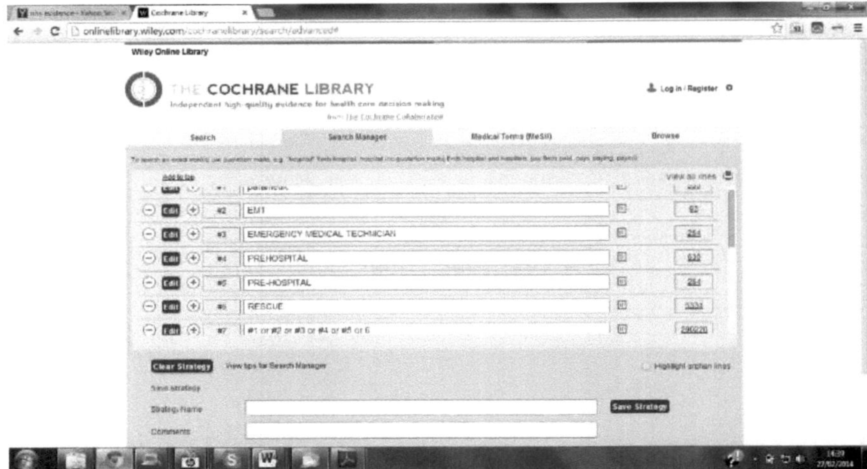

Intervenção

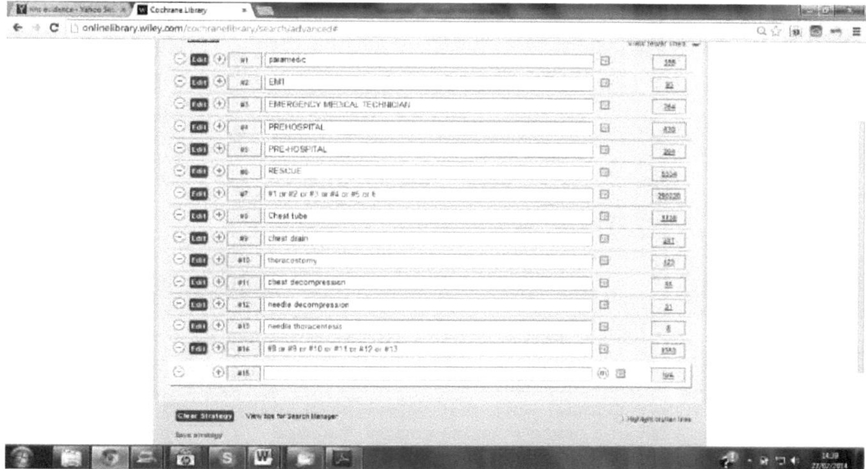

Resultado

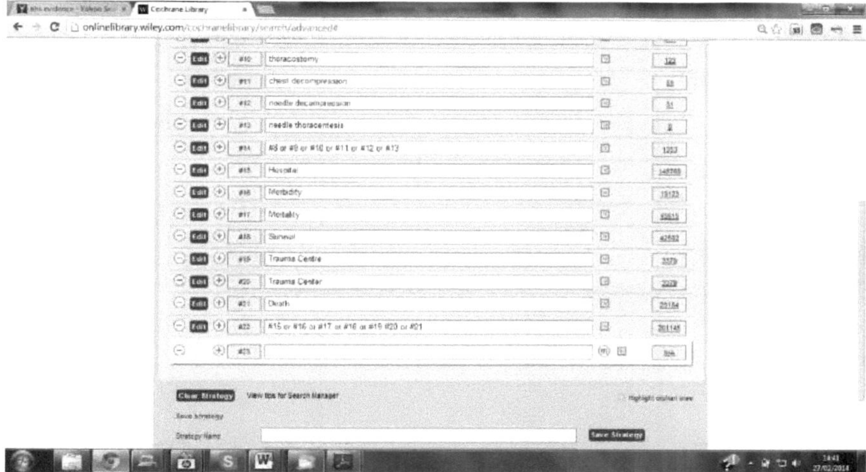

Appendix 11

Inclusão ou exclusão de provas.

Pesquisa PIO

Literatura	**Título**	**Incluído Sim/Não**	**Justificação da inclusão/exclusão**
Dominguez KM, 2013	É necessária uma toracostomia tubular de rotina após descompressão pré-hospitalar com agulha para pneumotórax de tensão?	NÃO	Sem relevância direta para a prática pré-hospitalar
Cantwell K et al (2013)	Melhoria no reconhecimento pré-hospitalar do	SIM	Avalia a eficácia da

	pneumotórax de tensão: o efeito de uma mudança nas diretrizes e na educação dos paramédicos.		educação em matéria de traumatismo torácico e, por conseguinte, é relevante para a proposta
Kleber C et al (2014)	Necessidade de um algoritmo estruturado na paragem cardíaca após traumatismo grave: Epidemiologia, erros de gestão e prevenção de mortes traumáticas em Berlim.	SIM	Relevante para a proposta
Seamon MJ (2013)	Intervenções pré-hospitalares para vítimas de traumatismo penetrante: uma comparação prospetiva entre o Suporte Avançado de Vida e o Suporte Básico de Vida.	NÃO	Grupo populacional irrelevante
Van Haren RM (2013)	Novo monitor pré-hospitalar com alarme de acuidade de lesão para identificar pacientes com trauma que necessitam de intervenção para salvar vidas.	NÃO	Não relevante para a proposta
Lockley, D.J. et al (2013)	Desenvolvimento de um algoritmo simples para orientar a gestão eficaz da paragem cardíaca traumática.	SIM	Relevante para a proposta
Schupfner R et al (2013)	Resultados das drenagens torácicas colocadas em salvamento aéreo.	SIM	Relevante para a proposta
Lafuente-Lafuente C, (2013)	Compressão e descompressão torácica ativa para reanimação cardiopulmonar.	NÃO	Não é relevante para a proposta devido ao estudo da eficácia da RCP.
Mitra B, (2011)	Previsão precoce de coagulopatia traumática aguda .	NÃO	Não relevante para proposta
Kulla, M. et al (2012)	A intubação endotraqueal pré-hospitalar e a colocação de tubos torácicos não prolongam o tempo total de reanimação de doentes gravemente feridos: um estudo retrospetivo e multicêntrico do Registo de Trauma da Sociedade Alemã de Cirurgia de Trauma.	SIM	Relevante para a proposta
Martin, M. et al (2012)	Uma década de experiência com uma política selectiva para ressuscitações de trauma diretamente para o bloco operatório.	NÃO	Não relevante para a proposta - apenas relacionado com salas de operações
Calderbank, P. et al (2011	Médico a bordo? Qual é a combinação ideal de competências nos cuidados pré-hospitalares militares?	NÃO	Não relevante para a proposta, uma vez que este estudo avalia a combinação de competências de uma equipa de resposta e não a utilização de drenos torácicos
Warner, K.J. et al (2008)	Uso paramédico da toracostomia com agulha no ambiente pré-hospitalar.	SIM	Literatura de apoio relevante para descompressão por agulha
Ball, C.G. et al (2010)	Descompressão torácica com agulha para pneumotórax de tensão: correlação clínica com o comprimento do cateter.	SIM	Relevante para a proposta
Mistry, N. et al (2009)	Descompressão torácica durante a reanimação de doentes na paragem cardíaca traumática pré-hospitalar.	SIM	Relevante para a proposta
Stevens, L.R. et al (2009)	Toracostomia com agulha para pneumotórax de tensão: insucesso previsto pela tomografia computorizada do tórax.	SIM	Relevante para a proposta
von Vopelius-Feldt J et al	Critical care paramedics: where is the evidence?	NÃO	Assunto não

(2013)	uma revisão sistemática.		relevante para a proposta
Ivey, KM et al (2012)	Thoracic injuries in US combat casualties: a 10-year review of Operation Enduring Freedom and Iraqi Freedom (Lesões torácicas em baixas de combate nos EUA: uma análise de 10 anos da Operação Liberdade Duradoura e Liberdade do Iraque).	SIM	Partes relevantes para a proposta
Ketelaars R et al (2013)	Ecografia torácica pré-hospitalar por um serviço de emergência médica de helicóptero holandês.	NÃO	Assunto não relevante para a proposta
Maybauer, M.O. (2012)	Incidência e resultado do posicionamento da toracostomia tubular em pacientes com trauma.	SIM	Relevante para realçar a taxa de sucesso e insucesso da inserção de drenos torácicos
Lairet, J.R. (2012)	Intervenções pré-hospitalares realizadas numa zona de combate: um estudo prospetivo multicêntrico de 1.003 feridos de combate.	NÃO	Assunto não relevante para a proposta
Waydhas C (2007)	Descompressão pleural pré-hospitalar e colocação de dreno torácico após traumatismo contuso: Uma revisão sistemática.	SIM	Relevante para a proposta
Beckett, A. (2011)	Descompressão por agulha para pneumotórax de tensão em Tactical Combat Casualty Care: os cateteres colocados na linha axilar média dobram-se mais frequentemente do que os colocados na linha clavicular média?	NÃO	Assunto não relevante para a proposta
Holcomb, J.B. (2009)	Toracostomia com agulha versus toracostomia com tubo num modelo suíno de hemopneumotórax de tensão traumático.	SIM	Conteúdo relevante do estudo
Alywin, C.J. et al (2008)	Toracostomia pré-hospitalar e intra-hospitalar: indicações e complicações	SIM	Relevante para a proposta
Hippard, HK. Et al (2012)	Efeitos analgésicos e comportamentais pós-operatórios do fentanil intranasal, morfina intravenosa e morfina intramuscular em pacientes pediátricos submetidos a miringotomia bilateral e colocação de tubos de ventilação.	NÃO	Assunto não relevante para a proposta
Changlani DK, et al (2012)	Fator VII para hemorragia excessiva após cirurgia de doença cardíaca congénita.	NÃO	Assunto não relevante para a proposta
Huber-Wagner S et al (2007)	Resultados em 757 doentes gravemente feridos com paragem cardiorrespiratória traumática	SIM	Relevante para a proposta
Tsai YF, et al (2012)	Amarrar um nó corrediço a um estilete de intubação para facilitar a inserção de uma sonda nasogástrica em receptores de transplante de fígado: um estudo prospetivo e aleatório.	NÃO	Assunto não relevante para a proposta
Cipolle M et al (2012)	Dúzia mortal: como lidar com os 12 tipos de lesões torácicas.	NÃO	Assunto não relevante para a proposta
Blaivas M (2010)	Taxa de toracostomia com agulha inadequada no ambiente pré-hospitalar para pneumotórax presumido: um estudo ultrassonográfico.	NÃO	Assunto não relevante para a proposta
Mackenzie CF et al (2008)	A captação automática de dados de tendências e formas de onda de sinais vitais pré-hospitalares preenche lacunas na gestão da qualidade, triagem e previsão de resultados	NÃO	Assunto não relevante para a proposta
Goldfarb M (2010)	Sucessos de salvamento no leito de residentes de cirurgia.	NÃO	Assunto não relevante para a proposta
Sacchetti A et al (2012)	Utilização de remifentanil em doentes do serviço de urgência: experiência inicial.	NÃO	Assunto não relevante para a proposta

Hacquard M (2011)	Utilização off-label do fator VII ativado recombinante na hemorragia intratável após cirurgia cardiovascular: um estudo observacional das práticas em 23 centros cardíacos franceses (2005-7).	NÃO	Assunto não relevante para a proposta
Paul, A.O. et al (2010)	Mau funcionamento de uma válvula de flutter de Heimlich causando pneumotórax de tensão: relato de caso de uma complicação rara.	NÃO	Assunto não relevante para a proposta
Dinsmore, J. et al (2011)	A utilização de ultra-sons para guiar a traqueotomia com cânula em tempo crítico quando a anatomia da via aérea anterior do pescoço não é identificável.	NÃO	Assunto não relevante para a proposta
Kurzyna M et al (2008)	Caraterísticas e prognóstico de pacientes com insuficiência ventricular direita descompensada no curso da hipertensão pulmonar.	NÃO	Assunto não relevante para a proposta
Probst, C. et al (2009)	30 anos de atendimento ao politraumatizado: Uma análise da mudança de estratégias e resultados de 4849 casos tratados numa única instituição.	NÃO	Assunto não relevante para a proposta no que se refere aos cuidados de trauma hospitalar
Sundar, KM. et al (2012)	Evolução clínica dos doentes internados na UCI com pneumonia grave causada pela pandemia de gripe A (H1N1) de 2009: experiência de um único centro com ventilação com libertação de pressão e pronação.	NÃO	Assunto não relevante para a proposta
Karsies TJ Et al (2010)	Risco trombótico do fator sete recombinante em cirurgia cardíaca pediátrica: experiência de uma única instituição.	NÃO	Assunto não relevante para a proposta
Fyntanidou B (2009)	A utilização de cateteres venosos centrais durante os cuidados pré-hospitalares de emergência: uma experiência de 2 anos.	NÃO	Assunto não relevante para a proposta
Burton, P.R. et al (2009)	Quais são as causas do empiema pós-traumático?	NÃO	Assunto não relevante para a proposta
Ferris, J.D. et al (2008)	Serviço de urgência na vanguarda.	NÃO	Assunto não relevante para a proposta
Deakin, CD et al (2007)	A ressuscitação cardiopulmonar apenas por compressão gera uma ventilação passiva adequada durante a paragem cardíaca?	NÃO	Assunto não relevante para a proposta
Tander, B. et al (2007)	Desbridamento toracoscópico de porta única assistido por balão em crianças com empiema torácico.	NÃO	Assunto não relevante para a proposta
Shapey, I. et al (2012)	Procedimentos invasivos e cirúrgicos em cuidados pré-hospitalares: qual é a necessidade?	SIM	Discute a utilização da prática avançada em ambiente pré-hospitalar
Lubin, D. (2013)	Descompressão com agulha de Veress modificada do pneumotórax de tensão: um estudo cruzado aleatório em animais	NÃO	Investiga diferentes métodos de descompressão por agulha não versus dreno torácico
Hopkins, C.L. (2011)	Utilização de serviços médicos de emergência por helicóptero para lesões em estâncias de inverno.	NÃO	Relativo à prestação de serviços de transporte não relacionado com helicópteros
Wilson, K.L. (2013)	Utilização da realidade aumentada como ferramenta de apoio clínico para ajudar os médicos de combate no tratamento de pneumotórax de tensão	NÃO	Relativamente à formação do pessoal sobre a decisão clínica subjacente à descompressão por

			agulha
Hemman, E.A. (2013)	Avaliação do Teste de Validação de Competências do Médico de Combate.	NÃO	Assunto não relevante para a proposta
Sztajnkrycer MD (2008)	Toracostomia com agulha por pessoal não médico responsável pela aplicação da lei: dados preliminares sobre a retenção de conhecimentos.	NÃO	Assunto não relevante para a proposta
Roberts, K. et al (2009)	Influência dos médicos de ambulância aérea nos tempos de intervenção no local, nas intervenções clínicas, na tomada de decisões e na prática paramédica independente.	NÃO	Assunto não relevante para a proposta
Robinson, K.S. et al (2008)	Descompressão pré-hospitalar com agulha: axilar média ou clavicular média?	NÃO	Assunto não relevante para a proposta
Robinson, K.S. et al (2008)	Revisão retrospetiva da toracostomia por agulha médica aérea.	NÃO	Assunto não relevante para a proposta
Galvagno, S.M. et al (2013)	Serviços médicos de emergência por helicóptero para adultos com traumatismos graves	NÃO	Assunto não relevante para a proposta
Zongdao Shi et al (2013)	Cuidados de higiene oral em doentes em estado crítico para prevenir a pneumonia associada à ventilação mecânica	NÃO	Assunto não relevante para a proposta
Brenda Nazaré Gomes Silva et al (2012)	Traqueostomia precoce ou tardia em doentes em estado crítico	NÃO	Assunto não relevante para a proposta
Rotter, T et al (2010)	Percursos clínicos: efeitos na prática profissional, nos resultados dos doentes, na duração do internamento e nos custos hospitalares	NÃO	Assunto não relevante para a proposta
Mireia Subirana (2010)	Sistemas de aspiração traqueal fechados versus sistemas de aspiração traqueal abertos para doentes adultos ventilados mecanicamente	NÃO	Assunto não relevante para a proposta
Wikkelso, A. (2013)	Concentrado de fibrinogénio em doentes com hemorragias	NÃO	Assunto não relevante para a proposta
Handoll, H.G. et al (2012)	Intervenções para o tratamento das fracturas do úmero proximal em adultos	NÃO	Assunto não relevante para a proposta

Literatura cinzenta

Salomone, P, Pons, P. (2007)	Suporte de Vida ao Trauma Pré-hospitalar	SIM	Relevante para a proposta

Factores determinantes da política

Associação de diretores executivos de ambulâncias (2011)	*Levar os cuidados de saúde ao doente II.*	SIM	Relevante para a proposta
Ambulância Nacional Unidade de Resiliência (2014)	*Programa HART; Como funcionam?*	SIM	Relevante para a proposta
Inquérito nacional confidencial sobre a morte de doentes (2007)	Trauma: Quem se importa?	SIM	Relevante para a proposta
Sir David Nicholson KCB CBE (2011)	*O quadro operacional para o NHS em Inglaterra 2011 - 2012*	SIM	Relevante para a proposta
Universidade de Warwick 2013	Joint Royal Colleges Ambulance Liason Committee - Diretrizes de Prática Clínica	SIM	Documento de consenso de apoio
Equipa de revisão dos cuidados de urgência e emergência (2013)	*Transformar os serviços de cuidados urgentes e de emergência em Inglaterra.* Cuidados de elevada qualidade para todos, agora e para as	SIM	Relevante para a progressão na prática

	gerações futuras		
Rede de Serviços de Ambulâncias, Confederação do SNS (2011)	Paramédicos de cuidados intensivos	SIM	Alguns domínios relevantes para a prática

Appendix 12

Análise das partes interessadas

Etapa 1: Identificar as partes interessadas utilizando os "9C's"

Os 9 C's	**Partes interessadas**
Comissários	Ministério da Saúde
	Unidade Nacional de Resiliência de Ambulâncias (NARU)
	Grupos clínicos locais de comissionamento (CCG's)*
Clientes	Doentes
	Serviços de combate a incêndios e de salvamento
	Constabularies
	Outras equipas de emergência e respectivas agências
Colaboradores	NARU
	Serviços de combate a incêndios e de salvamento
	Constabularies
	Grandes centros/redes de trauma
	Laboratório de Ciência e Tecnologia da Defesa (DSTL)
	Grupos clínicos locais de comissionamento (CCG's)*
Contribuintes	Pessoal clínico do HART
	Diretor médico e departamento clínico da Trust.
	Comité Conjunto dos Colégios Reais de Ligação para as Ambulâncias (JRCALC)
	NARU

	Gestão alargada da confiança
	Clínicos de confiança
	Conselheiros de Incidentes Médicos (MIA)
Canais	N/A
Comentadores	Grupos clínicos locais de comissionamento (CCG's)*
Consumidores	Familiares dos doentes
	Outros serviços de emergência
Campeões	Líderes clínicos HART em equipas individuais
Concorrentes	Sem concorrentes

*Nota: Atualmente, o financiamento do HART é feito diretamente pelo NARU ao Trust, com algum contributo não financeiro dos CCG.

Análise das partes interessadas Parte 2

High Power	Wider Trust management	Department of Health NARU Major Trauma centres / Local trauma Network Trust medical director and clinical department Trust medical incident advisors
Low Power	Other emergency services/responders Trust clinical staff DSTL JRCALC committee Patient families	Local CCG's Patients Fire and Rescue services Constabularies HART clinical staff HART clinical leads
	Low impact/Stakeholding	High impact/Stakeholding

Análise das partes interessadas Parte 3

Plano de autorização

Partes interessadas	A favor	Neutro	Contra
Departamento de Saúde	O	X	
NARU	O	X	
CCG'S	X		
Doentes	X		
Bombeiros e salvamento		X	
Constabularies		X	
Outras pessoas que responderam		X	
Traumatismo grave Centros/Trauma Rede	O		X
DSTL		X	
Pessoal clínico do HART	X		
Diretor Médico do Trust.	O	X	
JRCALC		X	
Confiança alargada gestão		X	
Clínicos de confiança			X
Familiares dos doentes	X		
Líderes clínicos HART	X		
Incidente médico consultores	X		

"X" indica a posição atual "O" indica a posição desejada para facilitar a mudança

Appendix 13

Mapa de processos -Prática atual

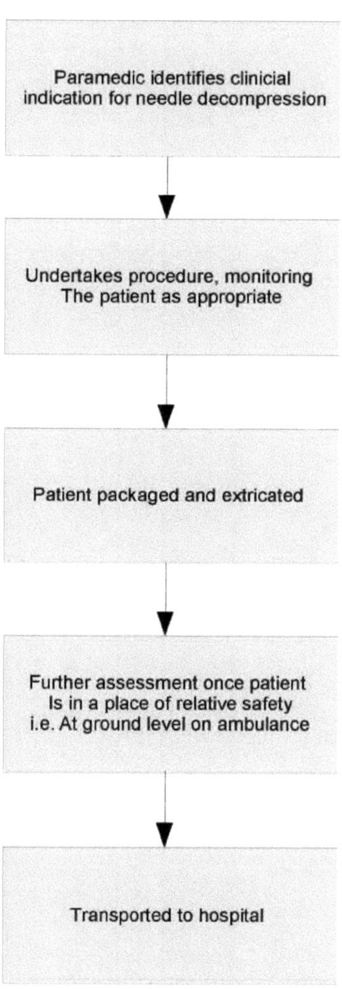

Mapa do processo - Alterações propostas à prática

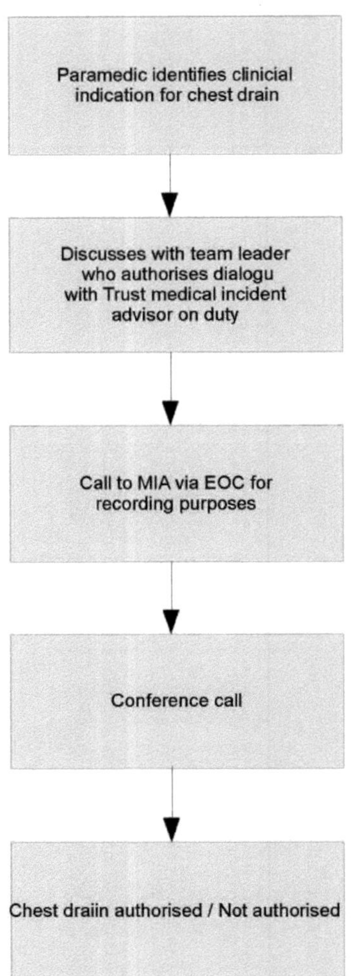
Paramedic identifies clinicial indication for chest drain
Discusses with team leader who authorises dialogu with Trust medical incident advisor on duty
Call to MIA via EOC for recording purposes
Conference call
Chest draiin authorised / Not authorised

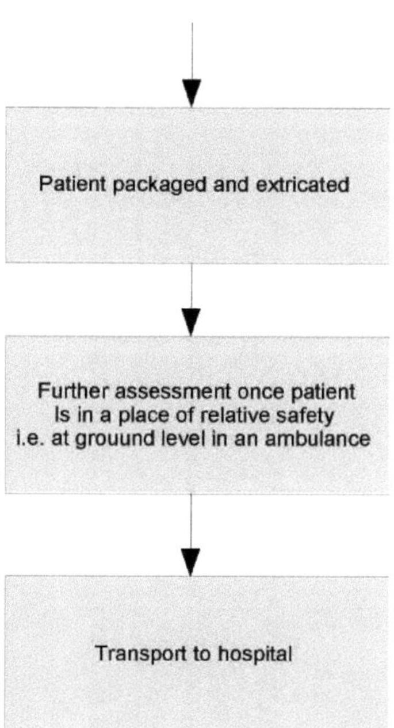

Mapa do processo - Alterado na sequência da análise

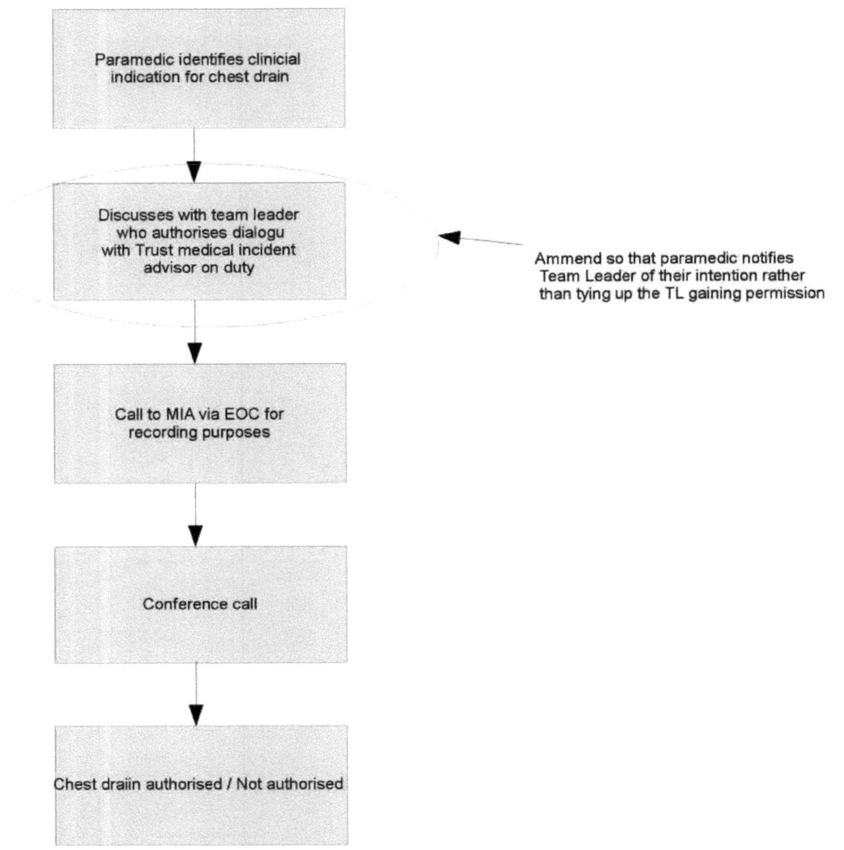

***Nb. Os três mapas de processos pressupõem uma avaliação contínua do doente durante a extração.**

Appendix 14

Diagrama de Gantt/plano de etapas (rubricas cor de laranja)

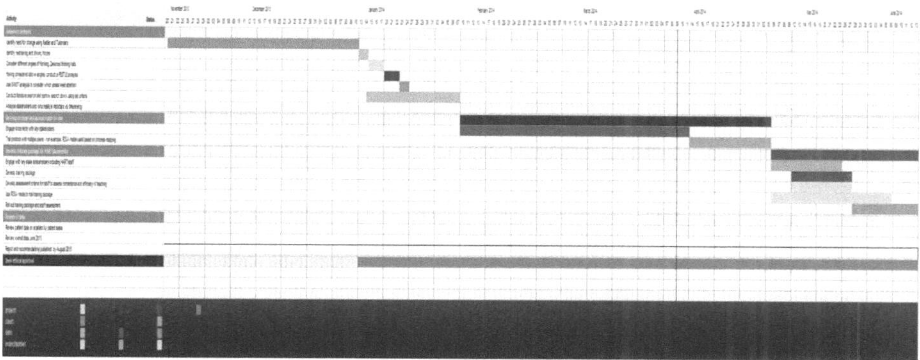

Apêndice 15

Análise SWOT pessoal

PONTOS FORTES	**OPORTUNIDADES**
Possuir um diploma de gestão reconhecido Ter conduzido um projeto até à sua conclusão com êxito Iniciei um projeto depois de ter sido escolhido para o dirigir, mas o financiamento foi retirado. Ensino uma série de matérias a uma série de indivíduos diferentes. Por conseguinte, tenho experiência em comunicar a diferentes níveis Conhecimento profundo da função HART A conclusão com êxito do curso Bsc. evidenciaria a minha capacidade pessoal para realizar trabalhos académicos	Avançar com este projeto melhoraria os cuidados prestados aos doentes Este projeto permitiu e permitirá um maior desenvolvimento das minhas competências Trabalhar por turnos dá-me a motivação para tornar o projeto acessível aos paramédicos do HART 24 horas por dia, 7 dias por semana. Líder participativo; Lewin sugere o estilo mais eficaz. Tinha experiência modular na avaliação de dados e métodos de recolha
PONTOS FRACOS	**AMEAÇAS**
Gosto de "fazer as coisas imediatamente", por vezes falta-me paciência. Não tenho uma função de gestão quotidiana e, por conseguinte, não possuo uma experiência de gestão de projectos mais vasta. O trabalho por turnos pode levar a uma grande quantidade de tempo fora do local de trabalho durante as horas normais de expediente Parte da liderança Laissez-Faire pode levar a uma fraca motivação da equipa. Sem experiência na recolha ou análise de dados	Outras pessoas poderão ser mais adequadas para fazer avançar este projeto Pode exigir muitos contactos/apresentações às principais partes interessadas, o que exige tempo, esforço e apoio financeiro

Apêndice 16

Resultado da avaliação do estilo de liderança

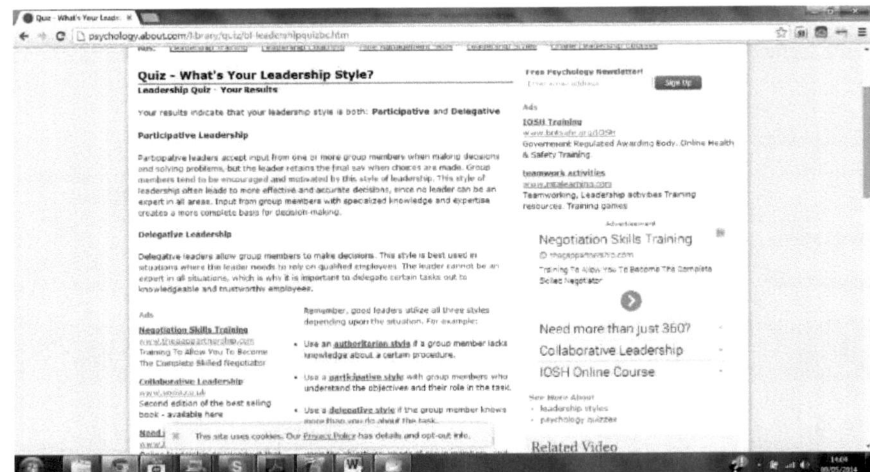
Quiz - What's Your Leadership Style?
psychology.about.com/library/quiz/bl-leadershipquizbc.htm
Quiz - What's Your Leadership Style?
Leadership Quiz · Your Results
Your results indicate that your leadership style is both: Participative and Delegative
Participative Leadership
Participative leaders accept input from one or more group members when making decisions and solving problems, but the leader retains the final say when choices are made. Group members tend to be encouraged and motivated by this style of leadership. This style of leadership often leads to more effective and accurate decisions, since no leader can be an expert in all areas. Input from group members with specialized knowledge and expertise creates a more complete basis for decision-making.
Delegative Leadership
Delegative leaders allow group members to make decisions. This style is best used in situations where the leader needs to rely on qualified employees. The leader cannot be an expert in all situations, which is why it is important to delegate certain tasks out to knowledgeable and trustworthy employees.
Remember, good leaders utilize all three styles depending upon the situation. For example:
Use an authoritarian style if a group member lacks knowledge about a certain procedure.
Use a participative style with group members who understand the objectives and their role in the task.
Use a delegative style if the group member knows more than you do about the task.
Ads
Negotiation Skills Training
Training To Allow You To Become The Complete Skilled Negotiator
Collaborative Leadership
Second edition of the best selling book - available here
This site uses cookies. Our Privacy Policy has details and opt-out info.
Free Psychology Newsletter!
Sign Up
Ads
IOSH Training
Government Regulated Awarding Body. Online Health & Safety Training
teamwork activities
Teamworking, Leadership activities Training resources. Training games
Advertisement
Negotiation Skills Training
Training To Allow You To Become The Complete Skilled Negotiator
Need more than just 360?
Collaborative Leadership
IOSH Online Course
See More About
leadership styles
psychology quizzes
Related Video

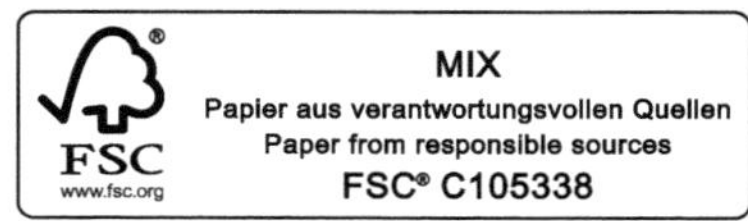

Printed by Books on Demand GmbH, Norderstedt / Germany